AF476449

INTRODUCTION

A L'ÉTUDE DE LA PHYSIOLOGIE

IMPRIMERIE LEFEBVRE-DUCROCQ, RUE ESQUERMOISE, 57, LILLE.

INTRODUCTION

A L'ÉTUDE

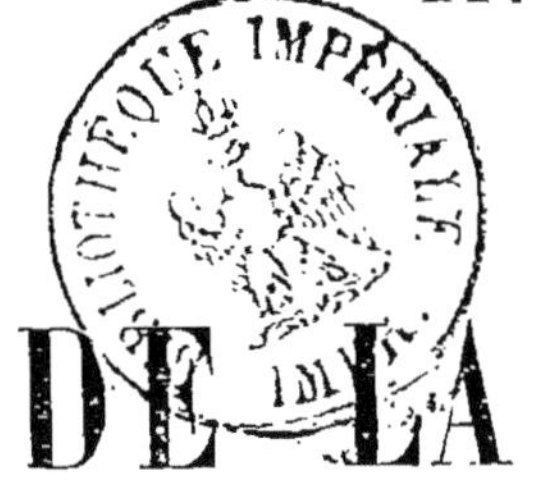

DE LA PHYSIOLOGIE

EXAMEN

DES

QUESTIONS FONDAMENTALES SUR LA VIE

DANS L'ORGANISATION ANIMALE

par

Le Dr A. JOIRE

Lauréat de la Faculté de Médecine de Paris,
Professeur de Physiologie à l'Ecole de Médecine et de Pharmacie de Lille,
Médecin en chef de l'Asile d'Aliénés de Lommelet,
Vice-Président de la Société centrale de Médecine
du département du Nord.

PARIS
VICTOR MASSON ET FILS
Place de l'Ecole de Médecine.
1863

> Nos livres de philosophie et de littérature ne sont plus compris aujourd'hui, dans une partie de leurs détails, par ceux qui ne sont pas quelque peu initiés à l'étude des sciences naturelles et en particulier de la physiologie. (P. XIII.)

1.— De toutes les sciences préliminaires indispensables à l'étude de la médecine la Physiologie, sans contredit la plus importante, est celle aussi qui de notre âge a été l'objet des travaux les plus considérables et les plus étendus. Quiconque, depuis 30 ans, a suivi du regard le cours des progrès scientifiques, a pu constater une tendance marquée de l'esprit moderne vers l'étude qui a pour objet principal la connaissance de l'homme.

Depuis quelques années surtout, les recherches expérimentales sur la Physiologie se multiplient dans une mesure qu'on peut à peine croire : nos sociétés savantes y consacrent une bonne partie de leurs séances, des chaires sont créées dans ce seul but ; des publications surgissent, destinées à colliger, répandre et apprécier ces nombreux travaux ; et l'enseignement de cette science tend par suite à acquérir chaque jour des proportions plus grandes.

Toutes les sciences naturelles sont devenues, ce semble, tributaires de la Physiologie, et les connaissances nouvelles acquises au profit de celle-ci sont le résultat incontestable de leurs progrès ; mais il n'en est aucunes qui lui aient apporté davantage que les sciences chimiques. Nulle, en effet, n'a acquis de notre époque des développements plus étendus, n'a été plus féconde, à bien des points de vue, en applications utiles que la chimie moderne.

Mais cette science, demeurée si longtemps obscure et stérile, manifeste, depuis quelques années, une tendance démesurément expansive ; au lieu de se limiter aux études qui relèvent strictement de son domaine, elle porte ses prétentions jusqu'à tenir le fil des problèmes les plus ardus des sciences naturelles. La médecine surtout, qui, il faut le reconnaître, doit beaucoup à ses travaux, est menacée par elle d'une absorption presque complète. La chimie ne se contente plus des rapports généraux qu'elle établit avec quelques parties de la médecine, elle se pose en puissance devant elle et s'appelle sans façon chimie pathologique, chimie anatomique, chimie physiologique, etc. Elle n'est plus satisfaite du rôle d'auxiliaire important que tout le monde lui reconnaît dans ces divers domaines ; mais elle a l'air de vouloir absorber seule la valeur des résultats acquis; et il semble que de nos jours tout converge à la chimie.

II. — Ce n'est pas d'ailleurs un spectacle sans exemple dans le passé de la médecine ; les phases diverses parcourues par les sciences collatérales ont bien souvent retracé le même fait dans une certaine mesure : nous avons vu jadis la physique, la mécanique, l'alchimie envahir et absorber, presque à l'égal de la chimie moderne, le champ de la médecine et prétendre à la solution exclusive des problèmes jusque-là rebelles et irréductibles.

Qu'on n'aille pas croire cependant que je veuille par ces lignes jeter la défaveur sur les travaux de cette science, j'ai voulu seulement m'élever contre des aspirations trop exigeantes et l'inanité de fallacieuses promesses toujours ajournées à un futur indéfini ; physiologiste et médecin, j'accueille volontiers la chimie comme une sœur jeune encore et pleine d'avenir, mais je lui refuse les hommages de la souveraine et je ne puis que m'élever contre ses allures et son ambition.

III. — La Physiologie, je l'ai déja dit, a, plus que toute autre science, trouvé, dans la chimie moderne, le point de départ de ses récents travaux; mais, malgré l'enthousiasme que peut inspirer cette dernière, il n'est pas possible de justifier ses prétentions à expliquer tous les phénomènes de l'organisme vivant.

Il est vrai que bien des actes chimiques et physiques interviennent dans ces phénomènes ; mais ceux-ci présentent autre chose qu'il est impossible de révoquer en doute et qui ne demeurent pas dans le domaine de ces dernières sciences. Borner la Physiologie à l'étude de ces phénomènes serait assurément la restreindre à des limites aussi peu rationnelles que ridicules. Il est évident qu'il s'opère dans les êtres vivants des faits que ni la physique, ni la chimie, ne sont appelées à connaître : ce sont ceux qui dépendent de la vie. Cette dernière condition domine et commande sans doute tous les actes manifestés dans l'organisme ; mais n'empêche pas absolument les combinaisons ou les mouvements qui ressortent des rapports ou des conditions de la matière, et elle devient à son tour cause efficiente de phénomènes spéciaux que les corps organisés seuls et dans cet état peuvent présenter.

Ceux qui font si large la part de la physique et de la chimie dans l'organisme doivent restreindre, on le conçoit, l'influence des conditions de la vie.

Après avoir admis celle-ci comme un fait irrévocable, après l'avoir constatée comme un phénomène initial qu'ils ne se prétendent pas le droit d'expliquer, ou l'avoir reconnue comme résultat de l'organisation, il leur plaît d'éluder les graves questions préliminaires qui sont comme la base de la physiologie, pour arriver d'emblée à l'exposé des expériences qui démontrent le mécanisme des diverses fonctions. Toutes les notions générales formant l'introduction obligée de la physiologie se trouvent ainsi complètement délaissées.

IV. — Cette marche est assurément la plus facile, mais il ne suffit pas à mes yeux, de déclarer oiseuse et inféconde l'étude des questions générales de la science pour en faire découler le droit de supprimer tous les développements qu'elle comporte.

Il en est cependant, parmi les physiologistes modernes, qui ont porté un autre jugement sur la valeur de ces études générales préliminaires et les ont abordé franchement. Les développements donnés à chacune d'elles n'ont pas manqué d'étendue; mais la plus grande part est revenue à la critique des opinions diverses, et les solutions apportées semblent parfois de nouveau appeler l'examen.

Je considère comme indispensables ces notions générales; c'est dans cette partie que doivent être exposées les questions doctrinales qui domineront ensuite la Physiologie toute entière. Les maîtres y développent leurs principes ; et c'est quelque chose à mes yeux, pour quiconque veut aborder un enseignement, de connaître dans quel esprit il va lui être donné. Il semble qu'aujourd'hui cette exposition de principes soit, pour bon nombre de ceux qui enseignent, un sujet d'appréhension, quand elle ne devient pas un chef de dissimulation.

Plusieurs de nos maîtres n'ont pas eu du moins cette crainte. Ils ont exposé avec bonne foi les doctrines qui ont eu cours dans la science, signalé leurs phases diverses et considéré les objections qui ont surgi contre quelques-unes; mais l'opinion qu'ils adoptent ne semble pas toujours réunir en sa faveur le plus d'éléments de conviction ; parfois les idées qu'ils veulent combattre résistent à leurs coups et paraissent plutôt sortir victorieuses. Telle est du moins l'impression recueillie de l'étude de divers travaux sur ce sujet et j'ai eu en grande partie pour but de relever ici ce que je considère comme des erreurs.

C'est sans doute de ma part une prétention bien téméraire ; mais s'il m'est donné seulement de faire ressortir de cette critique l'importance de s'attacher davantage aux études préliminaires générales comme bases de la Physiologie; et en même temps une appréciation plus exacte des vrais principes ce cette science, j'aurai atteint, en partie du moins, le but assigné à mes efforts.

V. — Je ne dissimulerai pas qu'un autre motif, jugé peut-être par quelques-uns comme le plus important, a guidé mes travaux.

Une impression reçue par tous ceux qui abordent, soit par l'enseignement oral, soit par la lecture des œuvres qui s'y rattachent, l'étude des diverses branches des sciences médicales, c'est que des idées, des principes différents de ceux qui, dans le monde, reçoivent l'assentiment de tous les bons esprits semblent envahir ce domaine. Les jeunes gens sortis de nos colléges, où ils ont recueilli de l'enseignement philosophique des principes sur lesquels reposent, comme sur une base inébranlable, les lois conservatrices de l'ordre moral et de la société, voyent avec étonnement ces principes devenus l'objet d'agressions déplorables. Les doctrines spiritualistes qui forment les prémices de toute philosophie enseignée de nos jours ne rencontrent plus, ce semble au sein de nos écoles, qu'indifférence et dédain.

Les attaques qu'on leur adresse ne sont pas, il est vrai, directes et formelles; mais il découle, comme conséquences des solutions données à diverses questions, des doutes sur les causes qui président aux phénomènes variés de l'organisme vivant. Certains auteurs rejettent complètement l'admission dans l'homme d'un principe immatériel qui domine les actes de la vie; d'autres admettent encore ce principe, mais laissent entrevoir, dans leurs explications, que les manifestations de la vie en sont indépendantes et que l'organisation pourrait à la rigueur très bien s'en passer. Ceux-ci veulent bien reconnaître l'existence de l'âme comme puissance présidant aux actes intellectuels, mais la considèrent comme étrangère aux faits de l'organisation et de la vie; ceux-là ne prétendent rien voir au-delà de l'organisation.

On conçoit combien doit être fatal pour la jeunesse l'exposé de tels principes qui trouvent dans l'enseignement médical de si fréquentes occasions pour se produire.

C'est surtout dans l'étude de la Physiologie qu'est marquée la place où ces questions doivent être plus spécialement examinées. Remarquons avec douleur qu'elles sont le plus souvent développées et résolues au point de vue d'un matérialisme qui prend à peine souci de se dissimuler, et ne nous étonnons pas, dès lors, des inquiétudes manifestées par les familles, sur l'avenir moral des jeunes intelligences qui nous sont confiées.

Osons cependant rassurer contre de pareilles craintes et, tout en constatant l'étendue du mal, gardons-nous de croire à sa généralisation. Tâchons de démontrer qu'il est encore des écoles que n'ont pas envahi ces funestes doctrines et où l'enseignement de la physiologie aspire à se concilier au moins avec les principes traditionnels d'une saine et rationnelle philosophie.

VI. — Les hautes questions qui touchent au plus intime de la connaissance de l'homme sont loin de rencontrer aujourd'hui dans les esprits, froideur et indifférence. Si, comme dans d'autres temps, elles ne passionnent plus pour leur défense, elles obtiennent du moins l'attention et l'intérêt. Je ne veux, à l'appui de cette assertion, que faire remarquer le nombre considérable de travaux publiés, depuis quelques années, sous des titres divers et qui tous, par quelque côté, convergent vers le même sujet. Bon nombre d'entre eux se présentent au service de principes qui ne sont pas les miens ; et j'ai dû me demander si un livre de plus, ayant pour objet le développement des études générales de la Physiologie, trouverait encore dans les esprits attention et faveur.

La réponse ne m'a pas découragé. J'ai eu spécialement pour but, en écrivant ces pages, de suppléer, par l'examen de toutes les questions générales qui constituent les prolégomènes de la physiologie, à ce que peut présenter d'insuffisant, sous ce rapport, l'enseignement de cette science dans nos écoles préparatoires de médecine.

Les sciences même les plus spéciales tendent de nos jours à devenir le domaine de tous, et celles qui touchent à l'étude de l'homme, semblent plus particulièrement se généraliser. Nos ouvrages de philosophie et de littérature ne sont plus compris aujourd'hui, dans une partie de leurs détails, par ceux qui ne sont pas quelque peu initiés à l'étude des sciences naturelles et en particulier de la physiologie. Un livre destiné à répandre des notions qui constituent le complément nécessaire des études philosophiques ne peut manquer, ce semble, d'appeler l'attention des hommes consacrés à l'enseignement de la jeunesse ; et si, par ses formes simples et élémentaires, il paraît accessible à toutes les intelligences, il sera peut-être appelé un jour à combler une lacune.

VII. — Il serait utile, à mes yeux, de considérer un instant les bases de cette philosophie qui s'impose à la jeunesse à l'abord de l'enseignement des sciences naturelles. Cet examen préalable, en même temps qu'il éclairera sur leur valeur, permettra, dans le cours de cette étude, une marche plus rapide et plus sûre.

Sous les apparences les plus simples et les plus modestes, ce système n'aspire à rien moins qu'à représenter le progrès scientifique et moral de notre époque ; il prétend n'admettre, comme vrais, que les faits constatés par l'observation ou démontrés par l'expérience, se refuse à l'examen de toutes les questions à la solution desquelles il ne peut atteindre par cette voie, quelle que soit leur importance pour l'homme, et il se désigne hardiment sous le nom de Positiviste. Je n'examinerai pas ici, si une philosophie, qui resserre ainsi son action dans de pareilles limites, refuse l'examen à toutes les questions fondamentales qui intéressent le plus la condition actuelle et l'avenir de l'homme et dont toutes les philosophies n'ont, à aucune époque, cessé de s'occuper, mérite bien le nom de philosophie, et si, comme on l'a dit, il ne serait pas plus exact de l'appeler *Négative*. Nous aurons d'ailleurs l'occasion de la prendre souvent en flagrant délit de contradiction, en la voyant sortir forcément du cercle qu'elle s'est volontairement tracé.

Nous voulons examiner le sens attaché par ce système à certains mots qui, par leur retour fréquent dans l'étude des sciences naturelles, doivent recevoir préalablement une interprétation rigoureuse et précise.

Les livres dans lesquels sont exposés les principes du Positivisme se ressemblent tous ; qu'ils émanent d'Auguste Comte, le moderne inventeur du système, de M. Littré ou de leurs copistes ; et en puisant dans l'un d'eux les assertions que nous voulons combattre, nous sommes sûrs de n'attaquer jamais que le même fantôme.

Nous pouvons commencer par l'examen de la définition que donne de la Philosophie, le Positivisme. « Par philosophie, il faut désigner, avec les anciens, » l'étude propre des généralités de toutes les sciences » qu'embrasse notre intelligence. » (1)

(1) De la classification des sciences fondamentales en général, de la Biologie et de l'Anatomie en particulier, par Ch. Robin, 1849.

Acceptons pour un instant cette définition. Qu'entend-on par généralités, sinon les faits auxquels se rattachent les phénomènes sujets de l'observation? mais il ne suffit pas de constater ceux-ci, il faut les interpréter, pour atteindre par déduction les faits antérieurs, et tel est l'objet de la science. Ensuite parvenu au fait général, il ne faut pas dire : « Je m'en tiens là ; au-» delà c'est la nuit. » Il faut savoir si ce fait général est sans cause, ou, si on veut, sans fait antérieur.

Le positivisme répond : « je ne vois rien au-delà ; » je ne crois pas ; je ne nie pas (Cabanis). »

Mais la philosophie, qui ne se nomme pas positiviste, reprend : je ne puis pas mieux que vous, connaître la cause de ce fait ; mais cette cause, je l'admets, j'y crois ; je ne me contente pas de douter, j'en affirme l'existence. — On réplique : à quoi bon, qu'importe ? — Oh, cela importe beaucoup, d'abord à la logique, à la raison et puis, et surtout, à l'homme moral.

VIII. — « On donne le nom de *loi* aux rapports » constants qui rattachent les uns aux autres tous les » phénomènes que présentent les êtres qui composent » l'univers. Analyser les phénomènes pour découvrir » les lois qui les mettent en relation les uns avec les » autres, tel est le but des savants.... » Découvrir une » loi, c'est généraliser, réduire à un fait général » plusieurs faits semblables ou successifs....... » « Mais dire que les lois sont au-dessus de la matièr ,

» la tiennent sous leur dépendance, sans être influencés » par elle, c'est sortir de la réalité ; c'est supposer que » les lois peuvent exister au-dessus de la matière et » sans elle, comme autant d'esprits dominateurs indé- » finissables. ...» (1)

Combattons le positivisme avec ses propres armes, admettons sa définition de la loi. — « Généraliser, » réduire à un fait général plusieurs faits semblables » ou successifs, c'est découvrir une loi. » Si au lieu de *découvrir*, nous mettons le mot *constater*, nous ne changeons rien à l'idée de l'auteur : découvrir une loi, c'est constater un fait. Mais un fait si général qu'il soit, dépend d'un autre fait. Une loi est donc un fait, elle dépend donc d'un fait antérieur ? — c'est vrai, dites-vous, mais je ne puis aller plus loin, ce sont mes colonnes d'hercule.... « Je ne crois rien, je ne nie ni » n'examine rien de plus. » — Eh bien, moi, qui ne peux non plus remonter au-delà, je vois, aidé de ma raison, qu'un fait dépend d'un fait antérieur, et, si inconnu qu'il me soit dans son essence, j'en admets l'existence.

— Que signifient maintenant ces phrases étranges : « dire que les lois sont *au-dessus* de la matière, la tien- « nent sous leur dépendance, etc. ? »

— Le mot *au-dessus* est là pour les besoins d'une

(1) Ouvrage cité.

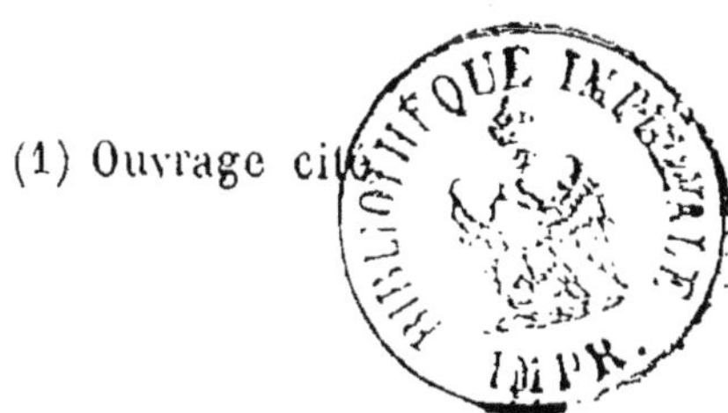

mauvaise cause, et la matière n'a rien à voir ici, il s'agit de faits.

— Vous ne nierez pas sans doute l'antériorité d'un fait général sur les phénomènes consécutifs ; vous ne nierez donc pas l'antériorité de la loi. Si la loi est antérieure, elle est au-dessus des faits, elle les domine. On ne peut du moins m'accuser de sortir de la réalité.

Le système se crée ici à plaisir des fantômes pour les combattre ; il s'agit de faits et il vient nous parler de la matière. Il suppose que l'on considère les lois comme des esprits dominateurs et indéfinissables.... — Oui en vérité, la loi, ou le fait général constaté, est réellement dominateur des phénomènes ; vous l'avez reconnu dans votre définition ; pourquoi donc faire de cette idée un chef de malveillante critique ?

IX. — « Dans les philosophies anciennes *la cause* » des phénomènes est un être surnaturel, présidant à » chacun d'eux... Les êtres surnaturels où les fluides » qui les remplacent sont mis de côté dans le raisonnement, quand une fois les lois des phénomènes sont » connus... *Par conséquent*, se passer dans le raisonnement d'un tel moyen adjuvant, c'est marquer un » progrès dans les sciences. (1) »

— Je laisse un instant de côté, les êtres surnaturels

(1) Ouvrage cité.

ou « les fluides qui les remplacent; » mais, au nom de la raison, laissez aussi de côté « la connaissance des » lois des phénomènes. » Il nous reste à tous deux un fait général, cause des phénomènes ou antérieur, si vous voulez, aux faits particuliers. En le découvrant, vous avez découvert ou constaté une loi. Mais ce n'est qu'un fait ; et pourquoi ne voulez-vous pas que derrière lui nous en supposions un autre ? Vous ne pouvez pas dire que dans le raisonnement vous vous passez de l'adjuvant ; vous vous arrêtez sans raisonner, et vous appelez cela un progrès ? c'est votre affaire; mais ne nous vantez plus du moins votre raisonnement.

Ainsi le caractère fondamental de la philosophie positive est ou une ineptie ou un aveu d'ignorance ; et après ce qui vient d'être dit, sa « découverte des lois invariables, » ne signifie plus rien du tout.

« Le mot *cause* désignera donc, d'une manière gé-
« nérale, un ou plusieurs phénomènes ou faits généraux
« auxquels se rattachent divers phénomènes particuliers
« d'après des lois reconnues invariables. (1) »

Ainsi les causes sont des faits généraux. Mais si généraux qu'on les suppose, ce sont des faits, c'est-à-dire des *effets*; ils ont donc leur cause à leur tour. Le Positivisme considère comme expliqués les phénomènes généraux du monde planétaire ; « leur cause est connue,

(1) Ouvrage cité.

« dit-il, puisque tous ces faits dérivent de la loi de la « gravitation Newtonienne. » Il se demande quelle est la cause de l'attraction et de la pesanteur, et répond que ces questions sont insolubles.

« Il faut les abandonner aux subtilités des métaphy- « siciens qui n'ont jamais pu faire plus que de définir « ces deux principes l'un par l'autre. »

Et vous, que faites-vous donc, illustres savants ? Vous nommez *cause*, avec nous, un fait général; et quand on vous demande quelle est la cause de ce fait général, vous dites que c'est l'inconnu, que la question est absolument insoluble. Mais la cause du fait général existe-t-elle pour vous ? vous répondez : je l'ignore, je n'examine pas, je ne crois rien. La loi du raisonnement que vous invoquez avec complaisance, vous oblige à reconnaître avec nous que cette cause existe, vous ne voulez pas examiner parce que c'est une inconnue à toujours pour nous; mais, plus que vous, nous supposons cette cause comme absolument nécessaire.

Quand le positivisme a reconnu que la recherche des causes générales est absolument inaccessible à notre intelligence, il prétend avoir réalisé un progrès dans la science ! Il n'a rien fait que s'arrêter dans l'ignorance. Il faut qu'il soit en vérité bien prévenu pour ne pas voir qu'il y a plus de progrès à supposer une cause aux faits généraux, qu'à s'arrêter, en refusant l'examen, devant ces faits comme devant l'inconnu.

X. — « Les causes finales doivent nous arrêter « quelques instants. Cette doctrine consiste à considérer, « par exemple, en astronomie, l'univers comme subor- « donné à la terre; ou bien à considérer certains faits « comme offrant avec d'autres des rapports de subor- « dination; d'admettre, par exemple, que la structure « des différentes parties de l'œil est en rapport avec le « mécanisme et les phénomènes de la vision, etc. « Dans ces cas, et dans tous les cas analogues, c'est « pour n'avoir envisagé qu'un des côtés de la question « qu'on arrive à un résultat qui frappe outre mesure « pendant quelque temps.... Ce sont des questions mal « posées, des restes de l'ancienne suprématie théo- « logique. (1) »

— C'est déjà un aveu important à relever, que « l'idée des causes finales frappe outre mesure l'in- « telligence.. » On ne veut voir là qu'une question mal posée, et on prétend répondre à tout par l'invention d'un mot admirable: « l'observation et le raisonnement « transforment graduellement le dogme élémentaire des causes finales dans le principe fondamental des *conditions d'existence* (2).

Qu'est-ce donc, s'il vous plaît, que ces conditions d'existence, sinon la constatation d'un fait tenant sous

(1) Ouvrage cité.

(2). Ouvrage cité.

son domaine quelques phénomènes spéciaux? Le positivisme appelle cela un principe, c'est-à-dire, sans doute, un fait primitif, par rapport à quelques autres; mais c'est toujours la même aberration, c'est une *cause* au-delà de laquelle il ne veut pas remonter. C'est inaccessible, dit-il ; — mais c'est un fait et, plus logique que lui, nous admettons un fait antérieur.

Et ce principe des conditions d'existence, qu'est-il autre chose qu'un rapport de finalité? Tous les faits impliquant entre eux des rapports ou des relations, révèlent l'idée de causes finales. Le système n'a donc pas vu que loin de jeter bas une vieille idée qui fait son tourment, il la reconnaît vraie par son principe des *conditions d'existence.* Il est bien évident que puisque nous existons, c'est que le système dont nous faisons partie est disposé de façon à permettre cette existence.

Nous répondrons encore que tout rapport évident de subordination entre les faits implique l'idée d'un but, d'une fin. Nul raisonnement ne peut valoir contre cette idée, et le principe des causes finales est défendu par ce qui tend à le combattre.

Nos savants s'extasient devant la découverte des *conditions d'existence,* « dont la portée et la fécondité « sont bien supérieures à celles du dogme des *causes finales.* « Nous avons démontré suffisamment l'ineptie de ces phrases prétentieuses qui deviennent presque ridicules quand on veut les analyser.

« Ce serait retomber dans la métaphysique ou la « théologie de vouloir rechercher ce qui concerne la « nature intime des êtres, leur essence.... C'est là « un genre de recherche absolument inaccessible au « raisonnement et à l'observation. »

Ici nous sommes d'accord ; l'homme ne peut arriver à connaitre l'essence des choses. Mais, dans l'examen des faits, nous avons à rechercher si nous trouvons, dans les éléments de ceux-ci, les conditions suffisantes de leur production ; et l'intelligence qui observe doit alors répondre, oui ou non ; c'est ici que naît la dissidence. Dans l'étude des êtres vivants, par exemple, on se demande si l'organisation suffit à rendre raison de tous les phénomènes qui s'y manifestent ; les uns affirment, les autres nient. Les premiers ne veulent rien voir au delà de ce que démontre l'investigation des sens et ne reconnaissent autre chose que l'organisation elle-même ; les seconds admettent l'intervention nécessaire d'une cause étrangère à l'organisation pour expliquer la vie qui s'y révèle.

XI. — « On donne en général le nom de *forces* « à tous les faits généraux auxquels se rattachent un « ou plusieurs phénomènes particuliers comme autant « d'effets... En un mot toute *cause* est une force. (1).

(1) Ouvrage cité.

Si toute cause est une force, et une cause étant un fait général, toute force est aussi un fait général ; et le positivisme le reconnaît.

Nous constatons une fois de plus la confusion qu'il fait sans cesse des causes et des effets. Les forces comme les causes sont, si l'on veut, des effets généraux, mais ce sont du moins des effets ; ils dépendent donc à ce titre d'un fait plus général encore. Ici le système s'arrête devant l'inaccessible ; c'est toujours le même raisonnement ; mais combien de pages écrites sous l'empire de la frayeur des causes et des forces !

Quant à nous, au lieu d'appeler une *force* un fait général antérieur aux phénomènes particuliers, nous croyons que ce terme doit être envisagé sous deux rapports · d'abord, eu égard aux phénomènes consécutifs ; et alors la force doit être considérée comme cause productrice. Ensuite au point de vue de son origine ; si on veut l'appeler un fait général, ce à quoi nous ne nous opposons pas, il nous semble plus exact de dire que cette force est communiquée ; qu'elle dépend, par conséquent, d'une force supérieure dont l'essence nous est inconnue, mais dont nous pouvons affirmer l'existence en dehors de la matière ou des corps.

Le positivisme revient encore avec complaisance, à propos de *forces*, à l'attraction, cause du mouvement planétaire. Ce sont les mêmes errements, des faits confondus avec des causes et au delà desquels on refuse de s'élever. *Tout fait est un effet*; tout fait général implique rigoureusement l'admission d'une cause ou force étrangère aux corps matériels et qu'il faut admettre comme primordiale ou communiquée.

« XII. — Les recherches sur la nature intime, l'essence « des choses doivent être abandonnées à l'imagination « des métaphysiciens; et il faut y substituer la recherche « des lois des phénomènes. »

Nous sommes d'accord avec vous sur notre impuissance à connaître l'essence, la nature intime des choses; nous concourons aussi avec vous à la recherche des faits généraux, qui ne sont autre chose que les lois des phénomènes; mais il est bien entendu que vos lois ne sont que des faits, c'est-à-dire des effets, et que ces effets ont leur cause que nous admettons et que vous déclinez.

Il pourra sembler étrange à quelques-uns, de nous voir sans cesse accuser le système que nous combattons de se refuser à reconnaître, au delà des faits généraux, une cause qui les domine, et de trouver là entre lui et nous un point de permanente dissidence. Le Positivisme, dira-t-on, ne nie pas que les faits les plus généraux, que nous appelons des causes, ne soient produits par une cause ou un fait plus général encore; seulement, il déclare l'impossibilité de remonter expérimentalement au delà, et s'abstient dès lors de toute recherche. Nous aurons un peu plus loin à constater qu'elle opinion se fait le système de ces causes qui dominent les faits généraux; et nous verrons si l'abstention qu'il s'impose, quant à leur recherche, n'est pas plutôt la négation de leur existence dont il fait implicitement l'aveu.

XIII. — Nous arrivons enfin, pour en finir avec le Positivisme, à l'examen de l'usage de l'hypothèse dans les sciences.

« On considère les hypothèses comme un artifice de « raisonnement qui fait tantôt supposer les lois des phé- « nomènes lorsqu'elles n'ont pu encore être démontrées « par l'expérience et le raisonnement ; tantôt admettre « les agents généraux auxquels on attribue les effets na- « turels et dont on veut déterminer la nature. »

Ces agents généraux dont on *suppose l'existence* est ce qui déplaît le plus au système. Ce sont : « des êtres ou « entités chimériques dont l'existence n'est pas plus « *susceptible d'être démontrée que d'être renversé*. La « définition même de ces agents inintelligibles montre « que leur conception est purement *fantastique, ima- « ginaire*. (1) »

Le positivisme ne prend ici nul souci de dissimuler sa pensée, il la découvre toute entière. Ces agents, dont on ne peut « ni démontrer, ni renverser l'existence, »

(1) Ouvrage cité.

que nous supposons, sans en rechercher ni la nature ni l'essence, comme cause ou force dominant les faits généraux et sans lesquels, croyons-nous, on ne peut expliquer ceux-ci, sont considérés « comme imaginaires « et chimériques. » Cependant quand on lui demande s'il admet derrière les faits généraux une cause ou fait plus général qui les dominent, il déclare qu'il s'arrête devant l'inaccessible et répond par le mot de Cabanis : « Je ne nie pas, je ne crois pas, je n'examine pas. »

On pourrait croire, d'après cela, qu'il admet l'existence d'une cause primordiale des faits généraux ; mais il répond aussitôt que ces faits s'expliquent par les lois générales que la science a découvertes ; c'est-à-dire par des faits généraux connus et que les agents antérieurs ou causes plus générales sont *chimériques* et *imaginaires*.

XIV.—Mais à côté de cette sorte d'hypothèses pour laquelle le système professe une si profonde répulsion, il en est une autre à qui il réserve par contre ses plus affectueuses sympathies : « Elles sont relatives aux lois « des phénomènes qu'elles supposent, lorsqu'elles n'ont « pu encore être démontrées par l'expérience et le « raisonnement. Ces hypothèses seules peuvent être « vérifiées ou renversées par l'expérience et ce sont les « seules aussi dont il soit permis de faire usage. (1) »

Constatons d'abord une confusion étrange faite par

(1) Ouvrage cité.

le Positivisme entre la matière en général et les corps, nous le voyons sans cesse confondre et désigner indifféremment les propriétés générales de la matière et celles des corps. Mais passons rapidement sur ce vice de langage, tout en faisant ressortir l'étrangeté de l'application de propriétés générales à une abstraction qui n'a sa réalisation que dans les corps, c'est-à-dire dans la matière revêtue de forme. De pareilles expressions devraient être surtout interdites à un système qui ne veut rien voir au-delà de ses démonstrations expérimentales.

« On admet depuis longtemps que les corps sont « formés de particules indivisibles, appelés Atômes « élémentaires.... hypothèse que l'on peut considérer « comme démontrée par la chimie moderne. On admet « aussi que les atômes se réunissent en nombre déter- « miné pour former un premier ordre de groupes « appelés, depuis Hauy, molécules intégrantes.

« Les atômes et les molécules intégrantes ne sont « pas perceptibles à nos sens; on n'en admet les « propriétés que par le raisonnement; elles ne « deviennent perceptibles qu'autant qu'elles se réunis- « sent en nombre assez considérable pour former un « groupe d'un volume qui puisse impressionner nos « organes, soit seuls, soit aidés d'instruments. (1) »

(1) Ouvrage cité.

L'admission des atômes et des molécules intégrantes est une hypothèse que la science croit devoir poser pour rendre raison de la composition des corps ; c'est, dit-elle, un artifice de raisonnement qu'il faut enployer, mais qui ne peut-être l'objet d'une démonstration positive. Admirons la logique du Positivisme qui se trouve contraint d'admettre ce qui ne peut être l'objet d'une démonstration positive.

Il va plus loin, il admet comme se rattachant à la matière des propriétés attribués aux atômes et aux molécules intégrantes.

« Les propriétés des atômes sont des créations de « l'esprit comme les atômes eux-mêmes; elles sont « démontrées par le raisonnement et non par l'expé- « rience, Telles sont : l'impénétrabilité, l'indivisibilité, « la pesanteur, l'inertie, l'indestructibilité. (1) »

On admet, dit-on, toutes ces propriétés parce qu'on ne peut pas concevoir les choses autrement ; l'observation directe nous fait défaut sans doute ; « mais la « déduction analogique basée sur des faits observés, « comme pour la pesanteur dans le cas de réunion « d'un nombre suffisant d'atômes formant un corps, « justifient cette hypothèse.

Nous devons remarquer cependant que les atômes et leurs propriétés ne peuvent être considérés comme

(1) Ouvrage cité.

simples créations de l'esprit; il faut bien leur reconnaître une réalité, si infime qu'elle soit.

Les atômes existent, puisque ce sont eux qui forment les molécules intégrantes, puis les corps; les propriétés indiquées existent aussi et ne peuvent s'appliquer qu'à des réalités; ce ne sont donc pas de simples créations de l'esprit. Et comment d'ailleurs attribuer à des abstractions, les propriétés sus-indiquées ? Il en est une toutefois, qui fait exception; c'est l'indivisibilité qui ne peut s'attacher qu'à une création de l'esprit; un corps, si infime qu'il soit, peut toujours être conçu divisible, puisqu'il est formé de parties, autrement il ne serait pas.

Des scrupules sont venus cependant au système à propos de l'étendue. Il ne faut pas, dit M. de Blainville, « ranger l'*étendue* parmi les propriétés de la matière, « car ce serait vouloir remonter à l'escence, à la nature « intime des choses, c'est-à-dire à une question « insoluble.

Mais nous pouvons répondre que si on admet l'impénétrabilité comme propriété des atômes, il n'est pas possible d'en écarter l'étendue; car c'est cela même qui fait qu'ils sont impénétrables. Il leur faut nécessairement une place, s'ils sont en réalité; sinon, plusieurs atômes n'en occuperont pas davantage; ce sont des zéros avec lesquelles on ne fera jamais une unité.

Nous ne pouvons pas, il est vrai, remonter à la connaissance de la nature intime de la matière ; mais jamais aucun raisonnement ne permettra de séparer l'idée de corps de l'idée d'étendue, d'impénatrabilité. etc...

« Les propriétés relatives aux molécules intégrantes « nous sont enseignées par le raisonnement ; de même « aussi que c'est par le raisonnement que nous est « démontrée l'existence de ces molécules : 1° *divisibilité*, « étant composées d'atomes, 2° *formalité*, propriété « de se réunir pour former des corps ayant une certaine « forme. (1) »

La première se conçoit au point de vue du système; la seconde ne repose que sur cette hypothèse, à savoir que les molécules intégrantes sont la base de la forme des corps.

Nous nous sommes demandé si cette création de l'esprit, intermédiaire entre les atômes et les corps proprement dits, était bien nécessaire ; vous groupez les atômes pour former les molécules intégrantes ; mais en ajoutant quelques atômes de plus, vous avez un corps. Pourquoi dès lors cette intervention des molécules ? sans doute pour y rattacher une propriété nouvelle refusée aux atômes ; la *formalité*.

Est-il besoin, après tant d'assertions étranges, de faire ressortir l'incroyable abus de l'hypothèse de la part d'un système qui manifeste ailleurs le parti

(1) Ouvrage cité.

pris de rejeter tout ce qui se soustraira à l'épreuve de démonstrations expérimentales positives ?.

XV. — Mais, nous voici dans la réalité. Les corps proprement dits, formés de molécules intégrantes en nombre suffisant pour devenir accessibles à nos sens, soit seuls, soit pourvus d'instruments, nous sont connus par l'observation.

Voyons cependant si le système se maintiendra dans les limites de l'expérience.

Les propriétés des corps admises dans la science, telles que la pérosité, la densité, l'élasticité, etc., n'appellent aucune remarque. Mais à côté de celles-ci, que le positivisme considère comme se rapportant à l'état statistique des corps, il en admet d'autres qu'il rattache à leur état dynamique.

Cette condition des corps résulte de la disposition de leurs molécules et de leurs rapports réciproques tels qu'ils déterminent sur nos sens des impressions spéciales; ainsi la *visibilité*, où la propriété des corps qui affecte notre organe visuel, résulte de vibrations spéciales produites à leur surface. Pour quelques physiciens, la lumière n'est qu'un mouvement de la matière. La *sonorité*, résulte de la propriété vibratoire des corps en vertu de leur élasticité. La *caloricité*, propriété de produire de la chaleur, est déterminée aussi par le mouvement moléculaire des corps, ainsi que l'a démontré Fourrier. Il en serait de même de l'*électricité*.

Remarquons que le système que nous analysons ici attribue à la matière en général, des propriétés actives ou dynamiques, et il ressort des assertions précédentes que les corps bruts sont doués d'une activité inhérente à leur structure et à l'arrangement moléculaire de leurs parties. Or, rien de tout cela ne repose sur l'expérience.

Mais si l'état dynamique dépend de la disposition des molécules intégrantes des corps, il se confond avec l'état statistique, il n'est pas différent. Ensuite, en admettant l'hypothèse des mouvements moléculaires de la surface des corps, il faut, pour la sonorité, par exemple, l'intervention d'un agent qui mette en jeu l'élasticité ; peut-on bien soutenir alors que le corps vibrant soit doué d'activité, et n'est-il pas plutôt tout passif?

De même pour les autres propriétés analogues : l'activité n'est-elle pas dans la cause qui agit sur le corps, plutôt que dans le corps lui-même ? la lumière, qui nous fait voir, se joue à la surface des corps ; mais qui démontre que ceux-ci entrent en vibrations sous son influence, et que l'hypothèse de quelques savants est autre chose qu'une illusion des sens ?

XVI. — Nous n'avons pu, croyons-nous, refuser quelques développements à l'examen du système Positiviste dont la connaissance ne peut être trop répandue. Cette doctrine prétendue philosophique ne fait illusion que par la témérité de ses assertions et le mirage de ses promesses ; nous n'avons eu d'autre début, dans ces quelques pages d'analyse, que de faire ressortir le peu de valeur qu'elle mérite.

Elle ne cesse de vanter les progrès dont la science lui est redevable ; et nous avons vu que, loin d'avoir concouru à la moindre découverte, elle ne fait que se restreindre à la constatation de faits connus et admis depuis longtemps.

Elle parle volontiers des lois qu'elle a établies, des faits généraux qu'elle a constatés ; et nous savons tous la stérilité de ses prétendues découvertes ; nous l'avons vu s'arrêter à la simple observation des phénomènes et refuser l'examen à l'existence même des causes qui pouvaient les expliquer, sous prétexte de l'impossibilité de leurs démonstrations expérimentales.

Elle refuse d'admettre la légitimité des hypothèses qui, jusque-là, ont été reconnues nécessaires à l'explication des phénomènes ; et se montre au contraire fort sympathique à celles qui, sous quelque point de vue, semblent servir ses idées préconçues.

Tels sont les contrastes que nous avons voulu faire ressortir. Nous pouvons bien, après ce qui précède, conseiller au Positivisme, un peu moins de dédain à l'endroit de cet artifice de raisonnement dont il voudrait, ce semble, à en juger par l'étrange abus qu'il en fait, se réserver le monopole.

Nous avons le droit, dès lors, de taxer ses écarts avec quelque rigueur et de lui demander désormais, en face de la hauteur de ses prétentions et de la nullité évidente des résultats acquis, un peu plus de bonne foi et de sincérité.

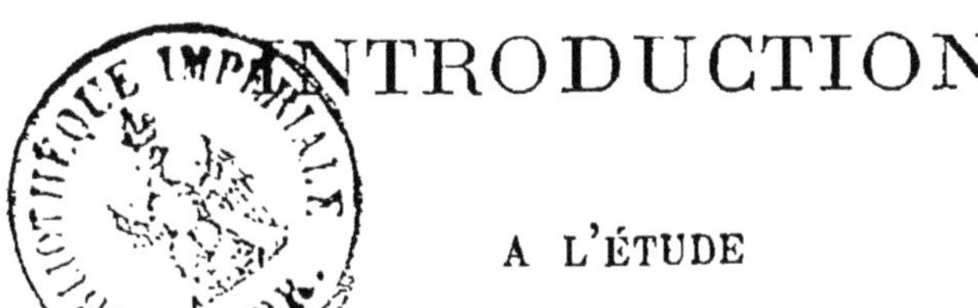

INTRODUCTION

A L'ÉTUDE

DE LA PHYSIOLOGIE

I

Définition de la physiologie. — Des corps en général. — Des corps inorganiques et des corps organisés. Caractères différentiels.

---

§ I. — On peut définir la Physiologie, la science qui considère les phénomènes des êtres vivants et recherche les lois et les conditions de ces phénomènes. *(Bérard)*

Je ne m'attache pas ici à l'étymologie du terme employé qui comporte une acception beaucoup plus vaste, mais je m'arrête à l'interprétation qui lui est donnée en ce moment dans la science.

D'importantes questions générales se présentent à examiner quand on aborde le domaine de cette science; mais celle qui, entre toutes, appelle plus spécialement l'attention, a pour objet la différence entre les corps de la nature

L'histoire naturelle embrasse l'étude de tous les corps répandus à la surface du globe. Ces corps sont de deux espèces : 1° les corps bruts ou inorganiques ; 2° les corps organisés.

On est conduit à se demander sur quoi repose cette division, et à rechercher quels sont les caractères qui distinguent ces corps.

Tout ce qui dans la nature frappe nos sens par des qualités spéciales est appelé corps.

Ce qui apparaît tout d'abord de celui-ci c'est la forme; elle le constitue, c'en est une propriété. Mais la forme exige un support; c'est la matière On désigne sous ce terme le *substratum* des propriétés de tous les corps, ce que ceux-ci ont de commun. La matière ne nous est connue que dans les corps ; envisagée à un autre point de vue, ce n'est qu'une abstraction.

La matière, substratum de la forme et des autres propriétés des corps, n'est donc autre chose qu'un terme général qui rappelle à l'esprit une idée toute passive sur laquelle tombent les propriétés constituantes des corps. Ce n'est donc pas à elle, mais aux corps que doit s'appliquer la division en *substance inorganique et organique*.

On rencontre cependant des auteurs qui attribuent à la matière cette distinction en brute ou inorganique et organisée ou vivante; ils prétendent, qu'au point de vue de la structure et de la composition immédiate, ces deux conditions sont très distinctes, et que la dernière est douée de modes d'activité dont l'autre est dépourvue.

Mais ces conditions différentes ne dépendent pas de la matière dont l'essence est inconnue, mais de la forme (structure et composition); c'est-à-dire d'une propriété particulière étrangère à la matière elle-même, et qui la constitue corps organisé. Il y a donc, dans ces termes de matière brute et matière organisée, un vice de langage qu'il a fallu relever tout d'abord, pour ne pas laisser passer inaperçues des prémisses d'erreurs que nous aurons plus tard à signaler.

§ II. — *Des corps inorganiques et des corps organisés. — Caractères différentiels.* — 1. Les éléments constituants des corps organisés ne diffèrent pas de ceux qui entrent dans la composition des corps inorganiques; mais parmi les corps élémentaires connus, il n'y en a que vingt-un ou vingt-deux qui concourent à former les corps organisés. Trois ou quatre constituent la partie fondamentale de ceux-ci; ce sont: l'oxygène, l'hydrogène et le carbone pour les végétaux, plus l'azote, pour les animaux. Il en est d'autres qu'on n'y rencontre qu'en petite quantité, mais qui n'en sont pas moins indispensables: Le souffre, le phosphore, le sodium, le potassium, le calcium, sont ceux qu'on trouve le plus souvent. D'autres, recueillis du milieu où vit l'individu, n'y présentent qu'une existence rare et accidentelle. Peut-être pourrait-on parvenir à les fixer tous artificiellement dans les tissus animaux, mais ils n'y auraient qu'une existence accessoire.

2.—Le mode de combinaison des éléments constituants

diffère dans les corps bruts et organisés : on ne trouve dans les premiers que des combinaisons binaires, c'est-à-dire formées de l'union de deux substances simples : l'oxygène, par exemple, uni au souffre pourra former l'acide sulfurique.

Toutes les fois que des substances simples en plus grand nombre viendront concourir à la formation d'un corps inorganique, ce sera par l'union d'un composé binaire soit à un élément, soit à une autre combinaison binaire. Dans un sel où entrent les quatre corps simples constituants d'ordinaire les parties fondamentales des corps organiques, dans le carbonate d'ammoniaque, nous trouvons d'abord la double combinaison binaire de l'oxygène et du carbone formant l'acide carbonique, de l'hydrogène et de l'azote composant l'ammoniaque; puis l'union de ces deux corps composés constituant, sous forme de combinaison binaire, le sel minéral.

Une combinaison immédiate de trois, quatre ou un plus grand nombre de corps élémentaires ne peut se réaliser, paraît-il, que sous l'influence de la vie, soit végétale, soit animale. Ces combinaisons sont dites ternaires ou quaternaires suivant le nombre des éléments qui les composent; elles sont désignées sous le nom de *principes immédiats.*

Le nombre de ces principes est considérable, et ils sont divisés en azotés et non azotés, selon qu'ils contiennent ou non de l'azote.

Le mode de combinaison des éléments dans les principes immédiats est tel que la chimie peut les détruire, mais n'en saurait constituer aucun.

Quelques auteurs ont cru un instant à la possibilité de produire artificiellement des composés organiques : on a fait quelque bruit jadis de la découverte de Woehler qui avait obtenu directement de l'eau et de l'acide oxalique ; et de celle de Dutrochet qui aurait produit de la fibre musculaire dans une émulsion d'albumine au moyen d'un courant galvanique. Mais le produit de Woehler est un principe immédiat infime bien rapproché des combinaisons minérales ; et l'expérience n'a pas confirmé le fait annoncé par M. Dutrochet.

Les principes immédiats ne conservent leur stabilité, de même qu'ils ne peuvent se constituer, que sous l'influence de la vie ; dès que celle-ci fait défaut, le corps organisé se décompose et ses éléments constituants reprennent, sous l'empire des lois chimiques, les combinaisons binaires des corps inorganiques.

3. — C'est surtout dans le mode de groupement des principes immédiats, d'où résultent les éléments organiques des corps vivants et la forme primitive des corps bruts, que consiste la distinction entre eux.

La combinaison ou le mélange des principes immédiats forme des corps d'une complexité telle qu'ils ne peuvent plus être étudiés par la chimie. Des propriétés nouvelles qui s'éloignent des propriétés physiques et chimiques s'y manifestent en raison de cette complexité même.

« Les éléments organiques sont de petits corps d'une composition très peu stable et très complexe, résultant de la combinaison de plusieurs substances définies appelées principes immédiats et présentant un ensemble de caractères physiques qui leur sont tout-à-fait propres. » (*Ch. Robin*). Ils ont une forme, une couleur, une consistance et un ensemble de propriétés toutes spéciales qu'on ne rencontre dans aucun corps inorganique. Les formes plus ou moins compliquées de fibres, de cellules, de corpuscules arrondis ou ramifiés contrastent avec la forme plate et anguleuse des corps bruts.

Les corps bruts ont la même composition chimique dans toutes leurs parties, et une grande stabilité; les corps organisés ont une composition très-complexe très-peu stable, sont doués d'une grande combustibilité et opèrent un échange facile de leurs matériaux;

L'arrangement réciproque ou la texture des particules des corps bruts et des éléments organiques dans les corps organisés constitue une différence importante : Les corps bruts sont formés d'une seule substance ou de substances complexes, mais homogènes Les corps vivants sont toujours formés de trois ordres de substances à la fois, solides, liquides et gazeuses.

Les liquides mêlés aux corps bruts sont indépendants des particules constitutives des corps ; il y a dans les corps organisés des particules spéciales d'ordres différents.

4. — Différences sous le rapport du mode de formation :

Il y a, aux yeux de quelques auteurs une certaine analogie entre le mode de formation des corps bruts et celui des corps organisés. Ils trouvent quelque chose d'analogue à la vie au moment où les équivalents chimiques agissent les uns sur les autres, et se disposent entre eux de manière à revêtir une forme déterminée. Mais ce moment, il faut le dire, est bien court et une fois la combinaison formée, c'est fini.

On ajoute, qu'après cet instant rapide, intervient encore l'attraction moléculaire, qui maintient la stabilité du corps nouveau; et c'est à quoi font allusion sans doute ceux qui attribuent aux corps bruts des propriétés dynamiques.

Mais ce serait à nos yeux se montrer bien facile que de voir là quelque chose qu'on puisse assimiler à la vie dans les êtres organisés.

« Dans les corps organiques la naissance n'est pas l'évolution de choses existantes; c'est la réunion des molécules intégrantes des principes immédiats qui se groupent pour former un corps susceptible d'évolutions; ce corps est l'ovule qui nait *spontanément* dans des conditions déterminées et très complexes. » (*Ch. Robin*).

Ces conditions sont toutes spéciales, et n'ont pu être observées que dans des êtres vivants; ce qui n'est pas le cas pour les corps inorganiques dont les individus sont toujours indépendants les uns des autres.

Cependant, des auteurs soupçonnent qu'elles peuvent se rencontrer en dehors des êtres organisés, de manière à donner lieu à la formation spontanée de corps vivants, mais toujours très simples; dès lors, ces êtres ne différeraient des corps bruts que par la complexité des conditions exigées.

Mais ces conditions si complexes, nécessaires à la naissance des corps organisés, n'est-ce pas la vie qui les produit? Et qu'est-ce qui démontre qu'elles puissent se rencontrer en dehors d'elle?

Il est tout-à-fait irrationnel de poser ainsi une série de conditions, dont rien ne témoigne la possibilité en l'absence de la vie, pour en conclure la naissance spontanée de corps organisés. C'est la vie elle-même qui constitue ces conditions et jamais, sans elle, on ne les rencontrera.

Il y a lieu de s'étonner aussi de voir appliquer à la naissance de l'ovule, au sein des êtres vivants, un terme qui ne peut avoir ici aucun sens positif; on ne peut considérer, en effet, comme *spontané*, un phénomène qui se manifeste sous l'empire de conditions spéciales invariablement identiques et qui n'apparaît jamais en dehors de ces conditions.

5.— Différences au point de vue du mode d'accroissement et de décroissement.

L'accroissement des corps inorganiques a lieu par juxta-position à leur surface; ce sont, en quelque sorte, de nouveaux individus qui se groupent autour de la forme primitive. Dans les êtres organisés il y a accroissement par l'intérieur, c'est-à-dire, par introduction de matières molécule à molécule dans l'épaisseur des tissus.

La molécule intégrante des corps bruts ne décroit que par décomposition, et la cause de cette décomposition résulte de l'action d'un autre corps qui agit sur les éléments moléculaires pour former des combinaisons nouvelles.

Pour les corps organisés, c'est dans l'intérieur des tissus que commence la décomposition par la formation de produits nouveaux; mais ceux-ci ne sont pas destinées à vivre et à se développer. Ici, cette décomposition entraîne la formation de composés soustraits à l'action de la vie et destinés à rentrer dans la catégorie des corps bruts.

Nous venons de résumer les principaux traits distinctifs qui séparent les corps organisés des corps inorganiques. Bien d'autres caractères différentiels ont été signalés encore; mais des développements plus étendus sur ce point paraîtraient superflus.

Malgré quelques apparences de rapprochement entre ces corps leur distinction, dans tous les cas, ne suscitera jamais de grandes difficultés.

II

Analogie et différences entre les végétaux et les animaux

---

§ 1.—Tous les caractères rattachés jusqu'ici aux corps organisés appartiennent aux végétaux et aux animaux; mais ces derniers sont doués de propriétés spéciales qu'il faut maintenant faire ressortir.

Il n'y a nulle difficulté pour distinguer entre eux les êtres bien définis de ces deux classes ; mais il existe des individus, placés sur les confins de chacune d'elles, pour lesquels les caractères distinctifs ordinaires demeurent insuffisants, des traits communs semblent les réunir. Nous aurons à signaler pour ceux-ci, à côté des conditions qui les rapprochent, des nuances plus ou moins prononcées qui les séparent, et les difficultés, encore insolubles pour quelques-uns de ces êtres, qui ne permettent plus de discerner à laquelle des deux catégories ils appartiennent.

1. — Sous le rapport de la composition, il n'y a de différence entre les végétaux et les animaux que dans la proportion relative de leurs éléments : le carbone et l'oxygène prédominent dans les végétaux, l'azote est plus abondant chez les animaux. Les principes immédiats des végétaux sont pour la plupart des composés ternaires, ceux des animaux sont le plus souvent quaternaires ; mais les uns et les autres se rencontrent dans les deux classes.

2. — Le mode de formation ou de naissance ne présentent nulle différence dans les premières périodes. Ainsi, les ovules naissent d'une cellule spéciale au milieu des cellules de l'ovaire des animaux, comme au milieu des cellules qui remplissent le même rôle dans les plantes.

Cette cellule se modifie peu à peu, son contenu devient granuleux, et alors, s'opère le phénomène de la segmentation.

Mais c'est après ce travail opéré dans les cellules du produit femelle, que se montrent des différences entre les deux classes.

« Les éléments organiques définitifs se constituent, dans les végétaux, par simple changement de forme des cellules, c'est-à-dire par *métamorphose* : Tissus fibreux, trachées, vaisseaux punctuées, etc. Chez les animaux, au contraire, les éléments organiques embryonnaires se dissolvent peu à peu et les éléments anatomiques définitifs, tissu lamineux, tissu nerveux, fibres musculaires, les remplaçent et se forment spontanément dans le blastème qui résulte de leur dissolution ; il y a ici *substitution.* » (*Ch. Robin*).

Ainsi, pour les végétaux, métamorphose directe des cellules embryonnaires en éléments organiques définitifs ; pour les animaux, substitution des éléments anatomiques aux cellules embryonnaires dissoutes.

Il faut remarquer cependant que les éléments produits dans les animaux (ongles, épidermes, poils, etc.), tissus dont la vitalité est moins active, se forment aussi par métamorphose directe des cellules, comme cela se passe dans les plantes ; mais les tissus actifs et vraiment constituants des animaux ne sont jamais dans ce cas.

3. Au point de vue des phénomènes fonctionnels nous trouvons entre les végétaux et les animaux de nombreux traits d'assimilation.

Les uns et les autres absorbent à l'état liquide les substances destinées à la nutrition. Mais dans les végétaux, l'absorption se fait toujours à l'extérieur, tantôt par toute la surface du corps comme dans les plantes cellulaires ; tantôt par le chevelu des racines et les feuilles dans les plantes vasculaires.

Chez les animaux l'absorption se fait aussi par toute la surface du corps ; mais chez la plupart une cavité est creusée dans l'épaisseur, l'enveloppe externe se prolonge dans ce conduit et constitue le tube digestif.

Cependant cette disposition ne se rencontre pas chez les animaux d'une grande simplicité d'organisation ; de là pour ces derniers, nécessité d'un milieu liquide qui offre les substances nutritives en dissolution. Pour les plantes, il faut en outre un milieu gazeux.

La présence du tube digestif chez les animaux les soustrait à l'obligation d'adhérer au sol ; et ils peuvent le plus souvent se mouvoir en totalité ou en partie pour aller au-devant des aliments.

On a cru trouver un caractère différentiel positif dans le fait de l'absorption et de l'exhalation de gazs différents. On a dit que les animaux absorbent l'oxigène et exhalent l'acide carbonique, tandis que les plantes absorbent l'acide carbonique et exhalent l'oxygène. Mais ce n'est là qu'une vérité approximative : Il y a des animaux infusoires qui exhalent de l'oxygène pur ; tandis que les champignons et les éponges exhalent de l'acide carbonique.

Il est reconnu que les parties vertes des plantes absorbent l'acide carbonique et rendent l'oxygène, sous l'influence de la lumière solaire ; mais les parties non vertes, font, le jour aussi bien que la nuit, l'acte inverse, absolument comme les poumons des animaux. Il faut dire toutefois, que l'exhalation de l'oxygène est le fait le plus considérable et fixe dès lors toute l'attention.

Mais il y a aussi pour les animaux un acte double ; les capillaires des poumons absorbent l'oxygène et donnent de l'acide carbonique ; mais les capillaires répandus dans les organes, au lieu d'agir comme ceux des poumons, font l'inverse ; ils rendent leur oxigène et prennent en échange l'acide carbonique pour former les tissus.

A côté cependant de cette analogie fonctionnelle, il faut signaler une différence ; c'est que le végétal qui absorbe l'acide carbonique prend ce gaz dans l'atmosphère, tandis que l'absorption animale le tire de son organisme même (*Owen*).

Chez l'animal, l'absorption d'oxygène est la plus importante, mais accompagnée de désoxygénation : chez la plante, c'est la désoxygénation qui l'emporte.

4. Le transfert du suc nourricier dans toutes les parties de l'organisme, s'opère chez les végétaux comme chez les animaux ; mais on ne rencontre jamais, dans les premiers, d'organe central de mouvement.

Corti a découvert dans certaines plantes simples, dans *les chara* un mouvement rotatoire du liquide dans l'intérieur des cellules ; la même remarque fut faite depuis par un grand nombre d'observateurs et Schultz, en 1820, aperçut le mouvement progressif d'un suc dans les vaisseaux lactifères du figuier. C'est suivant lui, une circulation complète, ascendante dans certains vaisseaux, descendante dans d'autres ; et les deux courants communiquent ensemble par des branches transversales. Le microscope fait apercevoir ces courants dans des feuilles détachées de la plante, et mieux encore sur des feuilles qui tiennent encore à la tige vivante.

Chez les animaux, la circulation des sucs nourriciers dépend de la contraction d'un organe central, le cœur et quelquefois aussi de l'action seule des parois vasculaires. L'ascension des fluides dans les vaisseaux Lymphatiques est indépendante de la première de ces causes et paraît tenir, en partie, à une impulsion à tergo qui résulterait de la résorption dont les radicules des Lymphatiques sont le siége.

C'est une cause analogue qui dans beaucoup de plantes, détermine l'ascension de la sève par la force absorbante des racines. On ne saurait affirmer si une circulation complète est un attribut absolu des animaux ; chez beaucoup d'animaux inférieurs, on ne connaît encore ni cœur, ni vaisseaux qui soient les agents de cette fonction.

5. On a signalé entre les végétaux et les animaux une action inverse au point de vue du mode d'assimilation des élémens nutritifs. On a dit que les plantes seules peuvent vivre de matières inorganiques et que les animaux doivent recourir aux plantes pour former les principes immédiats essentiels à l'alimentation.

Ce fait n'est vrai que jusqu'à un certain point. Parmi les animaux inférieurs, les Frustulia et les autres Polygastriques ne se nourrissent vraisemblablement qu'en réduisant l'acide carbonique de l'air, et en fixant le carbone. Pour les animaux en général, nous savons qu'ils peuvent réduire les substances minérales et que plusieurs de celles-ci leur sont, sinon indispensables, du moins très-utiles. (Chlorure de sodium, sels de chaux, etc.).

Quoi qu'il en soit, il faut reconnaître que les actes de combinaison et de décombinaison qui constituent l'essence de la nutrition s'accomplissent dans les deux classes, mais dans une mesure bien différente.

Le premier de ces actes s'exerce indéfiniment dans les plantes, tandis que le deuxième est presque nul. Chez les animaux, ils se font à peu près équilibres, du moins dans l'état adulte.

6. Les fonctions que nous venons d'examiner jusqu'ici, s'accomplissent également, bien qu'à des degrés fort différents, dans les végétaux et les animaux ; mais ces derniers possèdent d'autres propriétés, appelées animales, par opposition aux précédentes appelées propriétés organiques ou générales. Les plus importantes entre les premières sont celles de sentir et de se mouvoir volontairement.

Cependant le phénomène de la locomotion ne peut plus être considéré comme propre aux animaux ; on ne peut tout-à-fait refuser le mouvement aux végétaux. Leur croissance s'accompagne de mouvements imperceptibles ; il y a dans leurs fluides une sorte de mouvement circulatoire ; leurs racines s'allongent et se dévient pour atteindre un meilleur sol ; leurs tiges se dirigent vers la lumière et grimpent sur les corps qui peuvent leur servir de soutien ; les étamines s'inclinent vers le pistil au moment de la fécondation ; bon nombre de plantes, telles que les acacias, manifestent des mouvements qui semblent obéir à l'excitation, etc.

On a même rattaché chez celles-ci, l'irritabilité des feuilles à la présence de la substance fibreuse corticale situé dans l'épaisseur d'un renflement de la base des pédoncules ; la section de cette partie entraînant la cessation des mouvements. Il y aurait donc, d'après cela, dans les végétaux, des organes analogues au tissu musculaire des animaux.

Mais les mouvements des animaux ne résultent pas uniquement de l'action d'un stimulant sur des parties irritables, ils sont provoqués par des déterminations internes, ayant pour point de départ des organes non mobiles, et transmises par les nerfs aux parties mobiles ; c'est-à-dire qu'elles sont volontaires. Ensuite, il ne faut pas confondre l'excitabilité avec la sensibilité : les végétaux sont excitables, mais ne sont pas sensibles ; un muscle séparé du corps est encore irritable ; mais il n'est plus sensible.

Les phénomènes de sensibilité et de motricité volontaires constituent le seul trait caractéristique des animaux les plus simples. Si, parmi ceux-ci, on rencontre des êtres sur lesquels peut planer quelque doute de savoir s'ils sont de nature végétale ou animale, la présence ou l'absence de mouvements volontaires, soit dans l'ensemble, soit dans quelques parties, doit décider la question. On a vu, il est vrai, des embryons de véritables végétaux, tels que les algues, exécuter des mouvements au moyen de cils à la manière des polypes et des coraux ; mais ces mouvements ne peuvent être considérés comme volontaires et doivent être assimilés à ceux qu'exécutent les œufs des zoophytes pourvus de cils vibratils.

« D'après les recherches de Nitzsch quelques infusoires végétaux et animaux auraient entre eux beaucoup d'affinité : la *Baccillaria pectinalis* se comporterait tout-à-fait comme les plantes ; et d'autres espèces du même genre comme les animaux. Mais Ehremberg a positivement démontré la nature animale des baccillaires, et il n'admet pas de pareille affinité entre les deux règnes. » (Muller).

Il ressort donc du parallèle établi entre les deux grandes classes d'êtres organiques, végétaux et animaux, que, malgré les points nombreux de ressemblance, malgré l'assimilation presque complète observée dans les organismes les plus simples, il est cependant possible de les séparer par quelques caractères généraux ; et un fait important qui accroit la valeur de ces différences, c'est que celles-ci vont en croissant à mesure que la complication des êtres devient plus grande ; leur distinction dès lors se montre facile et évidente.

Les plus importants de ces caractères absolus consistent: 1° dans le mode de formation des éléments organiques qui a lieu chez les végétaux par métamorphose des cellules embryonnaires et chez les animaux par substitution après dissolution de celle-ci ; 2° dans le phénomène de sensibilité et de motricité volontaires essentiellement propre aux animaux.

III.

De l'organisation animale.

Des éléments organiques. — De leur origine. — Exposé de la Théorie cellulaire.

§ 1. — L'organisation animale présente un tout complexe, pouvant se décomposer, pour l'observation, en parties fort diverses.

Nous trouvons d'abord les appareils, se divisant en parties plus simples appelées organes ; ceux-ci résultent de la réunion intime de parties similaires dont l'ensemble constitue les systèmes ; ces parties similaires solides forment les tissus qui, à leur tour, sont constitués par la réunion d'éléments organiques enchevetrés ou simplement juxta-posés.

Division de l'organisation animale

1 Eléments organiques .	Structure fondamentale.
2 Tissus ou parenchymes.	Arrangement des éléments organiques.
3 Systèmes organiques .	Distribution générale et variée des tissus.
4 Organes	Disposition spéciale d'un ou plusieurs tissus.
5 Appareils	Combinaison et arrangement d'organes ayant pour but une fonction déterminée.

§ II. — *Des éléments organiques.* « On désigne ainsi les dernières parties auxquelles on puisse, par l'analyse anatomique, c'est-à-dire sans décomposition chimique, et par simple dédoublement successif, ramener les tissus et les humeurs. Ce sont de très petits corps formés de matière organisée, présentent un ensemble de caractères géométriques, physiques et chimiques spéciaux, ainsi qu'une structure sans analogue avec celle des corps bruts ; caractères qui, bien que très variables de l'un à l'autre, leur sont pourtant tout-à-fait propres. » (Ch. Robin).

Les éléments anatomiques animaux se distinguent de ceux des végétaux, en ce qu'ils sont formés de substances organiques azotées.

Nous donnons ici une classification des principaux éléments anatomiques.

Première tribu : Éléments constituants.

1re Section : Matières amorphes, homogènes, émissantes (intercellulaires) avec ou sans granulations.

2e section : Eléments à formes de globules, cellules, etc.
- Eléments transitoires.
  - Cellules embryonnaires d'ovules végétaux
  - Id. id. id. animaux
- Eléments définitifs.
  - Cellules de la corde dorsale des vertébrés. — Hématies. — Leucocytes. — Myélocytes. — Cellules ganglionnaires. — Cellules adipeuses, etc. etc.

3e section : Eléments sans forme de fibres pleines
- Fibres lamineuses, f. élastiques, f. cellules.
- Fibres musculaires lisses de la vie animale de quelques vertébrés.
- Fibres musculaires striées de la vie animale.

4e section : Eléments tubuleux.
- Tubes larges des nerfs moteurs ou sans cellules
- Tubes larges des nerfs sensitifs ou à cellules ganglionnaires.
- Tubes minces ou sympathiques à cellules.
- Tubes minces ou sympathiques sans cellules.
- Tubes des capillaires.

5e section : Eléments formés de substances amorphes, avec corpuscules, ou cellules, cavités, etc.
- Substances des cartillages.
- Substances des os, etc. etc.

Deuxième tribu : Eléments produits.

1. Eléments transitoires ou temporaires
   - 1 Ovules du male, ovules de la femelle.
   - 2 Sparmatozoïdes.
   - 3 Cellules du jaune de l'œuf.

2 Eléments profonds ou permanents intérieurs.
   - 1 Cellules du cristallin. 2 Fibres à noyaux du cristallin. 3 Fibres dentelées sans noyau. 4 Substance de la capsule cristalline. 5 Substance des canaux demi-circulaires. 6 Substance de la membrane de Demours, etc., etc.
   - 7. Substances pigmentaires
     - Granulations libres, cellules pigmentaires.
     - Amas étoilés avec ou sans noyau, etc.

3. Eléments produits superficiels ou caducs.
   - 1 Eléments épithéliaux : *a* Pavimenteux. *b* Cylindriques. *c* Sphériques. *d* Nucléaires.
   - 2 Substance des ongles et cornes (cellules épithéliales métamorphosées).
   - 3 Substance des poils et fanons, etc., etc.,
   - 4 Substance de l'ivoire dentaire.
   - 5 Prismes de l'émail, etc., etc.

Le tableau qui précède, recueilli particulièrement des travaux de M. Ch. Robin, suffit à donner une idée des formes diverses sous lesquelles se présentent les principaux éléments organiques des animaux.

Leur étude spéciale rentrera naturellement dans celle des tissus qui nous occupera un peu plus loin. Mais un point qui doit nous arrêter un instant, c'est l'origine des éléments organiques et leur mode de formation.

§ III. Nous venons de voir que parmi les éléments anatomiques il en est plusieurs qui se présentent sous forme de cellules ou globules; d'autres apparaissent sous une forme plus complexe et on s'est demandé si telle avait été pour eux la forme primitive, ou bien s'ils n'avaient pas revêtu aussi tout d'abord la forme cellulaire.

Ce n'est pas de nos jours seulement que la science s'est appliquée à la recherche des formes primordiales de l'organisation; depuis longtemps déjà, diverses théories avaient été proposées à ce sujet; mais l'importance qu'ont prises de notre époque les études microscopiques devaient reporter vers ce but avec une ardeur nouvelle, et c'est de cette voie d'investigation qu'est particulièrement sortie la théorie cellulaire.

Nous n'avons pas à poser ici tous les détails que pourrait comporter l'analyse de celle-ci ; ils ne pourraient appartenir qu'à une étude générale complète du développement des êtres organisés. Ajoutons que bon nombre d'assertions rattachées à cette théorie ne demeurent dans la science qu'à titre d'hypothèses, que l'investigation des faits n'a pas sanctionnées jusqu'ici. Nous nous bornerons dès lors à signaler ce que semblent avoir confirmé les observations les plus récentes.

On a donné le nom de *théorie cellulaire* à une hypothèse d'après laquelle tous les éléments anatomiques composant les tissus des animaux adultes, dérivaient directement, par simple changement de forme ou par soudure, des cellules qui primitivement constituent l'embryon, comme cela a lieu dans les plantes.

Cette procession des éléments organiques de formes si diverses, par transformation des cellules primitives, si ingénieusement appliquée par Henle, Schwann, etc. n'est pas généralement admise. Bien que pour quelques tissus, dont la forme se rapproche plus ou moins de cellules modifiées, ce mode d'apparition ne soit pas sans vraisemblance, on ne peut cependant expliquer la formation des tubes, des fibres ou fibrilles divers par quelques modifications des cellules ; et ce procédé, mis en œuvre pour la formation des éléments des végétaux, n'est nullement démontré pour celle des éléments animaux.

« On a reconnu cependant, dit M Ch. Robin, que les trois faits suivant se trouvaient confondus sous cette dénomination de *théorie cellulaire* :

» 1. Tous les êtres organisés, animaux ou végétaux, procèdent d'éléments anatomiques, ayant primitivement l'état de cellules. Tous les êtres qui naissent d'un œuf sont d'abord entièrement composés de cellules formées par la segmentation du vitellus, et desquelles dérivent tous les autres éléments anatomiques. » Ces cellules sont appelées cellules ou éléments embryonnaires où transitoires, parce qu'elles n'ont qu'une existence temporaire et sont remplacées par les éléments définitifs ou permanents. Tel est le point de vue sous lequel doit être envisagée la théorie cellulaire appliquée à l'organisation des animaux ;

2. Tous les éléments anatomiques des végétaux et tous les éléments des produits chez les animaux dérivent directement des cellules embryonnaires par métamorphose de celle-ci.

3. Tous les éléments anatomiques constituants chez les animaux procèdent de la dissolution des cellules embryonnaires. Nous avons dit déjà que ces cellules sont temporaires et disparaissent par liquéfaction, et c'est au sein du blastème qui en résulte, que naissent les éléments anatomiques permanents ou définitifs des animaux. Ce mode de formation désigné sous le titre de *substitution* est propre aux animaux, mais ne donne naissance qu'aux *éléments constituants ;* tandis que les *éléments produits* sont le résultat de la simple *métamorphose* des cellules primitives ; ceux-ci naissent à la manière des éléments organiques des végétaux.

Nous venons d'user tout-à-l'heure d'un terme qui se représentera souvent dans l'étude de l'organisation et sur lequel l'esprit doit être complètement fixé, c'est le *blastème*. Nous devons en donner ici la définition.

« Le mot blastème ou cytoblastème emprunté à la physiologie végétale désigne, en anatomie générale, des espèces de substances amorphes, liquides ou demi-liquides, épanchées entre les éléments anatomiques préexistants dans un tissu, ou interposées entre les éléments qui naissent à leurs dépens au sein où à la surface d'un tissu. Chez l'adulte, le blastème provient des vaisseaux du tissu où on le trouve; chez l'embryon encore sans vaisseaux, il est exsudé par les cellules embryonnaires ou résulte de la liquéfaction de ces cellules. » (Ch. Robin).

Nous devons remarquer que ce travail intime qui s'opère dans les êtres organisés, au sein des cellules primitives ou du blastème qui en provient, implique toujours l'idée de la vie; rien n'empêche, après cette réserve, d'admettre comme spontanées, les transformations que subissent ces éléments. Mais si on vient ensuite à considérer comme synonimes l'état de vie et celui d'organisation, nous repousserons comme erronée cette appréciation, et nous ferons remarquer que l'organisation seule des éléments ne suffit pas pour que ces modifications s'y manifestent; qu'il faut la vie comme condition indispensable et que celle-ci ne dépend pas de l'organisation. Nous ne faisons d'ailleurs qu'énoncer ici une déduction qui suscitera plus tard des développements étendus.

Il n'est pas inutile, à la suite de ces considérations sur les éléments anatomiques, de faire ressortir combien est importante l'étude de la forme pour les corps organisés.

« Dans le règne organique, dit Cuvier, les formes sont en quelque sorte plus essentielles que la matière.

La principale différence qui sépare les produits organiques des produits mécaniques gît dans la forme. Dans tout organisme, la forme l'emporte sur la matière; elle est la partie constitutive de l'organisme, la matière n'en est que le véhicule dans lequel s'exprime la force ou l'intensité de la forme La forme est la chose principale, la matière ou sa combinaison, son arrangement n'est que l'accessoire. Au contraire dans le monde physique ou chimique, le mélange est la chose principale, la forme est accessoire ou indifférente. »

Ajoutons encore que la forme est ce qu'il y a de plus dépendant de la force organisatrice. Cette considération qui devrait faire admettre la présence d'une puissance étrangère à la matière, en éloigne, au contraire, certains esprits qui font dépendre la forme de l'arrangement moléculaire de la matière organisée. Mais la cause de cette organisation, quelle est-elle ?

C'est vers l'étude des formes que se portent aujourd'hui les efforts de la science « L'histologie, dit Kolliker, n'a pas d'autre but que la connaissance de la forme ; nos efforts ne peuvent aller au-delà.... Le domaine de l'anatomie microscopique est renfermée dans la connaissance de la forme des éléments anatomiques, dans les lois de leur structure et dans celle de leur formation..... Non seulement l'histologie ne possède pas encore une seule loi, mais les matériaux d'où elle pourrait les déduire sont trop pauvres pour qu'on puisse même en tirer, avec certitude, un nombre suffisant de principes généraux.... Nous ne connaissons seulement pas avec certitude la structure d'un seul animal, pas même celle de l'homme. » *(Kolliker, Préface des éléments d'histologie).*

IV.

Des tissus. — Leur division.

§ 1. — Les tissus sont des parties solides du corps formés par la réunion d'éléments anatomiques enchevêtrés ou simplement juxta-posés. Ils empruntent leurs caractères spéciaux de l'espèce même d'éléments anatomiques qui les composent, et de l'arrangement particulier qu'ils y présentent. De ces conditions de structure ressortent un ensemble de propriétés désignées sous le nom de propriété des tissus.

Celles-ci dépendent de l'organisation et peuvent être, avec raison, appelées propriétés organiques. Ainsi, la tenacité, l'extensibilité, la rétractilité, l'élasticité, sont des propriétés de tissus inhérentes à leur structure, à l'arrangement de leurs éléments organiques. Mais nous ne pouvons admettre, comme dépendant de l'organisation, les actes d'absorption, de sécrétion, de développement ou de croissance, etc.; phénomènes qui exigent bien, il est vrai, l'organisation, mais ne se manifestent que dans les conditions de l'état de vie. Les propriétés de tissus, au contraire, les seules vraiment d'ordre organique, demeurent tant que subsistent les conditions de l'organisation, alors même que la vie a cessé de s'y manifester.

On a proposé pour les tissus de nombreuses classifications. Bichat les avait divisés en deux grandes classes : 1° ceux qui sont répandus partout et concourent à la formation de toutes les parties de l'organisation; 2° ceux qui ont une existence moins générale. Les premiers étaient considérés comme généraux ou générateurs. D'autres ont partagé les tissus en simples, formés d'une substance uniforme ou d'une seule espèce d'éléments organiques; et en composés, formées de la réunion de plusieurs substances de nature différente ou de plusieurs éléments anatomiques.

La division adoptée par M. Ch. Robin, pour le classement des éléments anatomiques, nous semble également acceptable pour les tissus. Nous les diviserons donc, avec cet auteur, en *constituants* et en *produits*, selon qu'ils composent essentiellement l'organisme, ou qu'ils ne sont que des parties accessoires perfectionnant la constitution des premiers et qui, bien qu'émanés d'eux, peuvent s'en détacher sans les détruire.

§ II. — 1. Les tissus constituants sont généralement sensibles ou contractibles, vasculaires au moins à un certain âge, et fournissent les matériaux nécessaires à la formation des tissus produits. Les éléments anatomiques qui les forment sont toujours de plusieurs espèces.

Les tissus constituants se divisent en tissus proprement dits, et en tissus parenchymateux :

1° Les tissus proprement dits offrent tous : 1° un élément organique fondamental qui prédomine, quant à la masse, et dont les propriétés sont les plus essentielles du tissu ; 2° une ou plusieurs espèces d'éléments qui n'entrent que comme parties accessoires dans la composition du tissu, et dont les propriétés ne font que modifier à peine celles de l'espèce fondamentale.

« Le tissu musculaire de la vie animale, par exemple, a pour élément anatomique fondamental les faisceaux striés, et, pour éléments accessoires, des fibres lamineuses, des vésicules adipeuses entre les fibres, des capillaires et des tubes nerveux. Bien que simplement accessoires, ces éléments ne sont pas inutiles. » (Ch. Robin.)

Le même fait se rencontre pour les humeurs composées de diverses substances amorphes qui tiennent en suspension les éléments organiques vraiment constituants.

« Ce fait général de la constitution des tissus est surtout important à connaître au point de vue des produits morbides. C'est ainsi, par exemple, que beaucoup de tumeurs résultent de ce qu'un élément accessoire normal venant à se multiplier outre mesure, finit par prédominer localement sur l'élément fondamental, et devient ainsi fondamental dans le tissu qui est nouveau anormalement. Parfois, l'élément qui était fondamental disparaît devant l'accessoire, qui pullule ; mais il peut aussi rester et devenir accessoire de fondamental qu'il était.» (Ch. Robin.)

Ce fait de la substitution locale des éléments des tissus peut rendre raison d'un grand nombre de modifications pathologiques manifestées dans l'organisme.

2° Les parenchymes sont des tissus constituants, par conséquent vasculaires, généralement composés de tubes ou de vésicules closes tapissées d'épithélium, ce qu'on n'observe pas dans les tissus proprement dits, souvent formés d'un plus grand nombre d'espèces d'éléments anatomiques que ces derniers ; jamais il n'y a de prédominance de l'une d'elles sur les autres ; mais il y a dans chaque espèce de parenchyme quelque chose de caractéristique dans le mode d'enchevêtrement réciproque des éléments.

§ III. — 2. Les tissus produits ne sont que des parties accessoires perfectionnant la constitution des autres tissus. Ils offrent le degré de texture le plus simple, sont formés chacun par une seule espèce d'éléments, ne sont pas vasculaires à l'état normal, et ne le sont que dans certaines productions morbides qui en dérivent. Ces tissus ne sont ni sensibles ni contractiles.

Les tissus produits les plus importants à signaler sont : le tissu épidermique ou épithélial, le tissu corné, le tissu pileux, le tissu pigmentaire, etc.

Nous avons cru utile d'exposer ici avec quelques détails la distinction établie entre les tissus constituants et les tissus produits. Cependant, pour l'étude spéciale de chacun d'eux, il nous paraîtrait plus convenable de considérer d'abord les tissus les plus simples pour arriver ensuite à ceux d'une texture plus complexe, c'est-à-dire dans laquelle entre un plus grand nombre d'éléments.

La classification de Kolliker repose en partie sur cette base. Cet auteur admet d'abord un tissu de cellules, mais dans lequel il range, à tort, selon nous, le tissu des glandes proprement dites ; la structure compliquée de celles-ci leur mérite une autre place. Une deuxième division renferme les tissus de substance conjonctive (tissus muqueux, cartilagineux, élastique, etc.), puis viennent les tissus plus complexes : tissu musculaire, nerveux, glandes vasculaires, etc.

Nous poserons donc sur ce fait de la simplicité ou de la complexité des tissus, et sans tenir compte de la condition d'origine, la classification suivante :

Tissus simples des cellules.	Tissu épidermique (cornes, ongles, poils).
	» épithélial.
	» pigmentaire.
Tissus de fibres lamineuses.	Tissu lamineux.
	» fibreux.
	» élastique.
Tissus composés.	Tissu adipeux.
	» cartilagineux et fibro-cartilagineux.
	» osseux.
	» musculaire.
	» nerveux.
	» glandulaire.

Une étude isolée et complète de chacun de ces tissus compose essentiellement le domaine de l'anatomie générale. Quelques auteurs ont cru devoir, à l'abord du cours de Physiologie, en exposer les détails ; nous n'avons pas voulu nous engager dans cette voie, trop étendue, à nos yeux. Nous considérons bien, il est vrai, les connaissances anatomiques sous leurs divers aspects, comme indispensables à l'intelligence des phénomènes physiologiques, mais nous devons les croire préalablement exposées et suffisamment familières à l'esprit des élèves. Nous pouvons donc nous contenter ici de considérations générales relatives aux points de vue les plus importants, et c'est ce que nous avons fait.

V

Des systèmes organiques. — Des organes et des appareils.

---

§ 1. *Des systèmes organiques.* — Nous avons vu les éléments anatomiques se réunir pour former les tissus ; nous avons à considérer maintenant comment ceux-ci se distribuent dans l'organisme.

On appelle système organique un ensemble de parties similaires ou de même texture qui sont plus ou moins généralement répandues dans l'économie. L'ensemble des artères forme le système artériel; l'ensemble des muscles, le système musculaire, etc.

Les systèmes offrent une texture uniforme, mais le plus souvent composée ; ils ont tous les caractères des tissus, plus une conformation générale propre à chacun d'eux.

Il faut y rattacher aussi l'idée d'usage général rempli à l'égard de tout ou presque tout le corps.

Nous avons dit que les systèmes offrent une texture le plus souvent composée ; mais il en est aussi qui ne sont formés que d'un des tissus élémentaires.

Il est des systèmes qu'on rencontre presque partout, et qui concourent à la formation des systèmes composés ; ce sont ceux que Bichat a désigné sous le nom de systèmes générateurs. Ainsi, les nerfs, les artères, les fibres du tissu lamineux concourent à la formation d'un grand nombre de systèmes. C'est sur cette base que Bichat avait posé sa classification des systèmes ; mais l'état peu avancé des études histologiques l'a conduit à quelques erreurs dans la détermination des systèmes générateurs.

Les systèmes admis par Bichat sont au nombre de vingt-un ; mais il en est parmi eux dont il n'a pu démontrer l'existence, le système exhalant, par exemple ; il en est d'autres qu'il n'a pas indiqués. Enfin, le dédoublement des systèmes musculaire et nerveux, ne peut plus être admis aujourd'hui.

Les systèmes générateurs, pour Bichat, étaient au nombre de sept : les systèmes exhalant, absorbant, cellulaire, artériel, veineux, nerveux organique et nerveux animal... Mais aucun de ces systèmes n'est simple : les vaisseaux exhalants, nous l'avons dit, n'existent pas ; les absorbants ne se rencontrent pas partout, et l'absorption peut se faire sans le secours de vaisseaux. Enfin, il y a des systèmes, tels que le cartilagineux, qui n'empruntent rien aux tissus générateurs de Bichat.

Nous exposerons ici la classification des systèmes organiques admise par le professeur Bérard :

1. Cellulaire.	8. Artériel.	15. Epéthélial ou épidermique.
2. Adipeux.	9. Veineux.	16. Pigmentaire.
3. Fibreux.	10. Capillaire.	17. Corné.
4. Fibreux élastique.	11. Des tissus érectiles.	18. Pileux.
5. Cartilagineux.	12. Lymphatique.	19. Glandulaire.
6. Fibro - cartilagineux.	13. Séreux.	20. Nerveux.
7. Osseux.	14. Tégumentatre.	21. Musculaire.

La science reconnaît depuis longtemps l'importance de cette division en systèmes des diverses parties de l'organisme, et bien que l'idée en ait été insinuée par plusieurs auteurs, entre autres par Haller, la gloire de l'avoir formellement établio revient tout entière à Bichat. C'est surtout au point de vue pathologique que cette division se montre féconde en applications utiles. Il est démontré que les conditions de structure et de vitalité des différents systèmes entraîne pour chacun d'eux des rapports identiques dans l'état pathologique.

L'analogie des conditions morbides, dans toutes les parties d'un même système, ne peut plus être aujourd'hui révoquée en doute et il est constant que la lésion d'une partie peut demeurer indépendante de celles des parties même les plus rapprochées qui ne dépendent pas du même système. Hunter avait bien remarqué avant Bichat que le péritoine pouvait être universellement enflammé, sans que les autres tuniques de l'intestin participassent de l'état plegmasique ; mais personne ne peut ravir à ce dernier le mérite d'avoir formulé la division des systèmes organiques au triple point de vue anatomique, physiologique et pathologique.

§ II. *Des organes et des appareils.* — Un organe est une partie du corps formée par la réunion intime de plusieurs tissus provenant de systèmes différents et constituant un tout unique de conformation spéciale.

A la notion anatomique d'organe se rattache, comme attribut physiologique, l'idée d'usage spécial ordinairement multiple ; c'est-à-dire que chaque organe peut servir à l'accomplissement de plusieurs fonctions. Ainsi, le canal de l'urètre sert à la fois d'organe excréteur de l'urine et du sperme. L'organe est donc un instrument, il est destiné à une fin.

Un appareil est un assemblage d'organes divers qui, par leur disposition réciproque et leur arrangement, constituent un tout coordonné dont l'action a un résultat unique. C'est ce résultat qu'en physiologie on nomme une fonction

Chaque appareil accomplit une fonction, mais n'en accomplit qu'une ; tandis que chaque organe a ordinairement plusieurs usages.

Il n'y a pas d'appareil qui n'accomplisse une fonction. Cependant, on constate que certains actes de l'organisme, tels que la nutrition, les sécrétions, l'absorption, etc., ne s'accomplissent pas au moyen d'appareils organiques spéciaux. Ils sont le résultat de propriétés des tissus vivants, et à ce titre ils sont écartés, par certains auteurs, du cadre des fonctions. Mais, pour ceux qui entendent par fonction tous actes ou série d'actes concourant à un but commun, il sera permis de ranger parmi elles les phénomènes généraux que nous venons de signaler comme propriétés de tissus.

Ces actes ont aussi leurs agents, c'est l'organisme vivant tout entier qui concourt à les produire; mais leur exercice est lié à la condition de la vie; ils la caractérisent et ne se manifesteraient jamais dans les corps organisés en dehors de son influence. On peut donc les considérer comme des fonctions ayant pour appareil l'organisme vivant tout entier.

Les diverses parties de l'organisation animale nous sont maintenant connues, et nous pouvons définir celle-ci: un ensemble d'organes et d'appareils destinés à l'accomplissement de fonctions multiples concourant à un but commun.

Nous n'avons examiné jusqu'ici que les parties solides de l'organisation. Les modifications incessantes que subit la substance organique sous l'empire de la vie, exige le concours d'autres parties en combinaison avec les premières, des liquides, qui réclament de notre part un rapide examen.

VI.

Des humeurs. — Leur classification. — Rapport entre les liquides et les solides de l'organisme.

---

§ 1. — On désigne sous le nom d'humeurs, des parties liquides ou demi liquides, formées par mélange ou dissolution réciproque des principes immédiats, et tenant ordinairement en suspension les éléments anatomiques.

Elles font, pour un certain nombre du moins, partie constituante de l'organisme. Elles ont avec les parties solides les rapports les plus intimes; il y a identité de composition.

Les humeurs constituantes renferment les mêmes principes élémentaires que les solides, mais sous une autre forme. Les rapports de consistance ne sont pas toujours très éloignés : il y a des solides dont la consistance se rapproche de l'état liquide. Les liquides, d'ailleurs, contiennent des parties solides : le sang, le chyle, la lymphe renferment des globules qui ne sont autres que des cellules élémentaires.

Il y a incessamment échange réciproque entre les liquides et les solides. Ceux-ci ont pour base et origine les premiers ; ils se résolvent à leur tour, après une certaine durée, en éléments liquides. Il y a, pendant toute la durée de la vie, une continuelle transformation de toutes les parties de l'organisme, composition et décomposition des solides.

§ II. — Des classifications diverses ont été proposées pour les humeurs.

L'une d'elles, qui nous semble devoir être adoptée, les partage en humeurs *constituantes* et humeurs *produites*. Les premières comprennent le sang, le chyle et la lymphe. Le blastème ou lymphe plastique nous semble signalé à tort parmi les humeurs constituantes; car, chez l'adulte, il est un produit d'exsudation vasculaire, et chez l'embryon, il résulte de la dissolution des cellules embryonnaires.

Parmi les humeurs constituantes, il en est une, le sang, qui doit primer toutes les autres ; on l'a appelée, avec raison, *liqueur centrale*. C'est qu'en effet tous les autres liquides y aboutissent ou en émanent.

On a fondé sur ce fait trois divisions : 1° liqueur centrale, le sang ; 2° humeurs qui vont au sang et le forment, chyle et lymphe ; 3° humeurs qui sortent du sang. La dernière classe renferme toutes les humeurs produites , et supporte des divisions relatives au siége ou au mode d'origine de chacune d'elles :

1. Les humeurs versées sur les membranes tégumentaires internes et externes. Il y a pour chacun des deux groupes trois sources différentes : *a* l'exhalation directe, qui fournit les humeurs perspiratoires ; *b* les follicules ; *c* les glandes.

2. Les humeurs déposées dans des cavités closes de toutes parts, comprennent les humeurs du tissu cellulaire, celles des séreuses et des synoviales, les liquides renfermés dans le globe de l'œil et dans les cavités de l'appareil auditif.

Il faut rattacher à cette dernière classe les humeurs de certaines cavités closes, mais déhiscentes ; et ici se rangeraient les vésicules ovariques dont l'ouverture a lieu vraisemblablement à chaque période menstruelle, et détermine l'élimination d'un produit spécial devant concourir à la génération.

Classification des humeurs.

1. Humeurs constituantes	Humeur centrale.	Le sang.
	Humeurs qui vont au sang.	Le chyle La lymphe.
2. Humeurs produites	1. H. versées sur les membranes tégumentaires 2. H. déposées dans les cavités closes.	
1° Humeurs versées sur les membranes tégumentaires	2. Sur le tégument interne.	H. perspiratoires. H. folliculaires. H. glandulaires.
	1. Sur le tégument externe.	H. perspiratoires. ou exalées. H. folliculaires. H. glandulaires.
2° Humeurs déposées dans des cavités closes	Humeurs des séreuses. » des synoviales. » de l'œil.	

Humeurs de cavités closes, mais déhiscentes : vésicules de l'ovaire, etc.

Considérées au point de vue de leurs usages, les humeurs pourraient subir d'autres divisions, qui rentreraient cependant, sous quelque rapport, dans celles que nous venons d'exposer.

Le sang, fluide nourricier par excellence, se trouve en quelque sorte le foyer de toutes les modifications de l'organisme ; c'est lui qui porte à toutes les parties l'activité et la vie. Le chyle, produit direct de la digestion, la lymphe, produit de la décomposition des tissus et des humeurs, portent au sang les éléments de réparation des pertes incessantes qu'il subit.

Parmi les humeurs produites ou émanées du sang, il en est qui se mêlent aux substances alimentaires et exercent sur elles une action dissolvante. Quelques-uns de leurs éléments concourent à la formation du chyle et rentrent ainsi dans le fluide constituant.

D'autres sont déposées en réserve au sein des tissus, et destinées à pourvoir éventuellement à l'insuffisance alimentaire (fluides gras du tissu adipeux et des cavités médullaires des os). Celles-ci sont reprises par les absorbants et rentrent, par la voie des lymphatiques, dans le fluide nourricier dont elles concourent aussi à réparer les pertes.

Mais ces diverses humeurs, éléminées du sang, n'y rentrent pas tout entières ; elles subissent un travail préalable dans lequel quelques-uns de leurs éléments se séparent, à titre de résidu, pour être ensuite expulsés de l'organisme. On les appelle, pour cela, excrémento-récrémentitielles.

Certaines humeurs n'ont, ce semble, que des usages mécaniques ; elles facilitent les frottements ou glissements des organes (sérosité, synovie). Ces produits, incessamment formés à la surface des membranes, et repris sans cesse par les absorbants, rentrent également dans le fluide central par la voie des lymphatiques, et sont rangés comme les précédentes, parmi les humeurs excrémento-récrémentitielles.

Les humeurs destinées à être complètement expulsées de l'économie sont dites excrémentielles. Il en est parmi elles qui remplissent cependant un rôle mécanique : la sueur entretient la souplesse de la peau et des poils ; les larmes empêchent la dessication du globe oculaire ; la perspiration pulmonaire conserve l'humidité des voies aériennes, etc.

Les autres produits excrémentiels n'ont pas d'usages analogues, mais ils sont pour le sang des moyens d'épuration. C'est par la voie des humeurs excrémentielles que sont éléminées de l'organisme la plupart des substances délétères. Plusieurs substances toxiques, ingérées accidentellement, telles que les sels d'arsenic et autres, sont expulsées de l'économie par la sécrétion urinaire....

§ III. — Le rapport entre les liquides et les solides de l'organisme est peut-être assez difficile à établir rigoureusement. La proportion paraîtra toujours à l'avantage des humeurs, si on veut comparer le poids absolu de celles-ci au poids des parties obtenu par la dessication.

On cite l'expérience de Chaussier qui, d'un cadavre de 60 kilogrammes, désséché au four, n'a recueilli de parties solides, qu'un poids de 6 kilogrammes; et celle de Sénac, qui, d'un corps de 90 kilogrammes, n'a obtenu que 7 kil. 500. Il y a donc eu, par la dessication, perte des neuf dixièmes.

Telle est la proportion absolue entre les liquides et les solides; mais, considérées dans leurs conditions fonctionnelles, les parties solides sont imbibées de liquides. Les muscles, les nerfs et tous les tissus organisés peuvent perdre, par la dessication, un poids considérable, et se réduire même à de minces cordons; mais ce ne peut être là un point logique de comparaison. Envisagés à l'état physiologique, c'est-à-dire dans les conditions exigées pour l'exercice fonctionnel, les solides ne sont pas inférieurs en poids aux humeurs.

Les expériences de Chaussier et de Sénac ne constituent pas d'ailleurs un mode exact d'appréciation. La dessication rapide dans un four entraîne vraisemblablement la destruction de quelques parties solides, et celà peut rendre raison de la diminution si considérable des neuf dixièmes du poids. Le mode de procéder de M. Chevreul nous semble plus rationnel, et les résultats obtenus doivent être pris en considération : la dessication opérée dans le vide et à une chaleur modérée a fait constater que la proportion des liquides est de $\frac{667}{1000}$.

VII.

De la Vie.

Des manifestations et des conditions de la vie.

Nous connaissons l'organisation animale dans la structure intime de ses éléments anatomiques, de ses tissus, des organes qu'ils composent et des appareils que forment ces derniers pour l'exercice des manifestations fonctionnelles. Des parties les plus infimes, qui ont été notre point de départ, nous avons en quelque sorte édifié l'organisme tout entier. Mais tel n'est pas le dernier terme de nos investigations : l'étude de l'organisation est l'objet de l'anatomie ; l'organisme vivant est l'objet spécial de la Physiologie.

La vie n'est pas pour nous une chose isolément constatée et qu'on puisse considérer à part ; nous la trouvons inséparable de l'organisation. Aussi, ne nous a-t-il pas semblé possible d'en aborder l'étude avant de connaître le substratum au moyen duquel elle se manifeste, et n'avons-nous pas cru devoir suivre la marche de ceux qui se hâtent de définir la vie avant de faire connaître l'organisation.

1. La vie se manifeste dans l'organisme ; celui-ci est le lieu de la scène, le théâtre des faits. C'est donc l'étude des manifestations de la vie qui doit nous occuper d'abord.

2. Il n'y a vie que là où il y a organisation ; mais il n'y a pas nécessairement vie partout où apparaît l'organisation ; il faut, en outre, la rencontre d'un ensemble de conditions spéciales pour que la vie se manifeste dans l'être organisé. Nous aurons donc à étudier, en second lieu, les conditions de la vie.

§ I. *Des manifestations de la vie dans les êtres organisés.*— Le phénomène le plus général qui traduit la vie dans l'organisme, est caractérisé par le double mouvement de combinaison et de décombinaison que présente pendant un certain temps, d'une manière continue et sans se détruire, toute substance organique. Telle est la nutrition, fonction la plus générale de la vie. Elle a pour objet final la conservation de l'être organisé.

Une autre fonction, se traduisant sous des formes très diverses et dont la présence est aussi l'attribut de l'être vivant, a pour but la conservation de l'espèce, comme l'objet de la première est la conservation de l'individu : c'est la génération.

Voilà les deux grands actes de l'être vivant.

Les instruments de ces fonctions varient aussi dans une mesure presque infinie.

a. Des organes d'une extrême simplicité peuvent suffire à l'exercice de la nutrition. Nous trouvons, en effet, dans les plus bas degrés de l'organisation animale, des êtres qui puisent directement, dans le milieu qu'ils occupent, les éléments de leur conservation, et offrent de grands rapports avec ce qui se manifeste en ce genre dans les plantes ; c'est à travers les parois de leurs corps qu'ils absorbent les matériaux de la nutrition.

Pour d'autres, le champ de la nutrition est différent du milieu où ils vivent : ils sont pourvus d'une cavité destinée à recevoir et à préparer l'élément nutritif. L'appareil de la digestion, d'abord très simple, devient progressivement l'un des plus compliqués de l'organisation ; les parois des cavités digestives sont le point de départ des vaisseaux absorbants. C'est pour les animaux élevés un milieu artificiel qui est l'analogue du sol pour les végétaux. De là, la remarque d'Hypocrate : *Quemadmodum terra arboribus, ita animalibus ventriculus.*

Mais les produits de l'absorption qui sont employés, presque sans élaboration subséquente, à l'entretien de la vie chez les êtres les plus simples, deviennent bientôt l'objet d'un travail des plus compliqués auquel concourent de nombreux appareils. Ces produits s'accumulent dans des réservoirs particuliers (organes de la circulation), subissent une élaboration spéciale, au contact du milieu indispensable à la vie (air atmosphérique), et sont ensuite transportés dans toutes les parties de l'organisme qu'ils sont destinés à nourrir et auxquelles ils portent réellement l'activité et la vie. Aussi, ce fluide si précieux et si important, le sang, préparé avec tant de soins et par tant de travail, est-il considéré comme doué lui-même de la vie. L'altération, la diminution, l'absence, pendant l'instant le plus court qui soit, de ce liquide au sein des organes, entraîne des conséquences relatives dans leurs conditions de vitalité, et il semble bien que la vie lui est subordonnée (1).

Les faits qui confirment cette assertion se présentent tous les jours à nos regards, et nous pouvons les produire à volonté chez les animaux.

Nous ne faisons que signaler ici les principaux actes fonctionnels de la vie ; mais il est un phénomène impor-

(1) « Nous attachons, dit Hunter, l'idée de la vie à celle de l'organisation, en sorte que nous avons de la peine à forcer notre imagination de concevoir un fluide vivant ; mais l'organisation n'a rien de commun avec la vie. Elle n'est jamais qu'un instrument, une machine, qui ne produit rien, même mécaniquement, sans quelque chose qui réponde à un principe vital, savoir, *une force*.

» Si l'on réfléchit bien attentivement sur la nature du sang, on se prête aisément à l'hypothèse qui le suppose vivant. On ne conçoit pas même qu'il soit possible d'en faire une autre, lorsqu'on considère qu'il n'y a pas une partie de l'animal qui ne soit formée du sang, que nous venons de lui, et que, s'il n'a pas la vie antérieurement à cette opération, il faut au moins qu'il l'acquière dans l'acte de la formation, puisque nous ne pouvons nous dispenser de croire à l'existence de la vie dans les membres ou différentes parties, dès qu'elles sont formées. »

(J. Hunter, *Traité sur le Sang*, etc.)

tant qui apparaît invariablement dans tout organisme vivant, et qui doit nous arrêter un peu ; nous voulons parler de la production de la chaleur.

Aussitôt qu'apparaît la vie dans un organisme, ce phénomène se rencontre Il ne s'observe même pas seulement chez les animaux , les plantes le manifestent aussi, bien que dans une mesure très limitée.

La chaleur dans l'animal est considérée comme le résultat de l'exercice de toutes les fonctions , et c'est à tort que Bichat l'a regardée elle-même comme une fonction. Il n'y a pas d'appareil qui lui soit propre ; elle n'est le produit exclusif ni de la respiration, ni de la circulation, ni de toute autre fonction ; elle est le résultat des actes de composition assimilatrice et de décomposition désassimilatrice qui s'opèrent dans tout l'organisme. C'est le mouvement continuel de composition et de décomposition constituant la nutrition, qui en est la source.

On admet bien qu'il s'en produit aussi par les contractions musculaires , par le frottement et le jeu des organes ; mais la première cause est la plus considérable. Les chimistes disent que la chaleur animale est très probablement produite presque entièrement par les réactions chimiques qui se passent dans l'économie (absorption de l'oxygène , exhalation de l'acide carbonique , etc.); mais ce n'est qu'une hypothèse.

Jusqu'à ces derniers temps, on a pris le mot calorification comme synonyme de combustion de l'oxygène dans le poumon, avec production et dégagement d'acide carbonique, et on a comparé l'organisme à une machine à vapeur dont la dépense de forces est proportionnelle à la quantité de chaleur produite par combustion dans le foyer. Mais il n'en est pas ainsi; car, « dans l'organisme, la production de chaleur est le résultat et non la cause de l'accomplissement des actes moléculaires nutritifs propres à la vie, tandis que c'est l'inverse dans la machine; il n'y a d'actes moléculaires chimiques que dans le foyer. Les autres phénomènes physico-mécaniques sont le résultat de la production locale de chaleur et non la cause. Dans la machine, ôtez la chaleur, plus d'actes; dans l'organisme, ôtez les actes, plus de chaleur. » (Ch. Robin.)

Quoi qu'il en soit de ces diverses hypothèses, sur le mode de production et la source de la chaleur animale, constatons que ce phénomène apparaît dans tout organisme vivant; qu'il se montre aussi bien là où la vie se borne à l'expression fonctionnelle la plus simple, que là où les organes et les fonctions sont les plus compliqués ; que ce ne peut être un produit de combustion par les poumons, quand ces organes n'existent pas; que les réactions chimiques n'en sont pas la source, puisqu'elles sont parfois plus faibles alors que la calorification est des plus intenses, comme dans les cas de réaction fébrile.

b. De même que dans les organismes les plus simples, les fonctions nutritives se réduisent à ce qu'elles apparaissent dans les végétaux, nous voyons les fonctions conservatrices de l'espèce assimilées au mode ordinaire de reproduction des plantes là où nous rencontrons les premières traces de l'organisation animale : il y a des animaux qui se propagent au moyen de bourgeons et de boutures.

Chez ceux d'une structure plus complexe, les fonctions génératrices exigent le concours de deux organes différents dont la présence constitue le caractère sexuel. Ces organes peuvent se rencontrer sur le même individu, et permettre les rapports nécessaires à l'exercice fonctionnel qui leur est propre ; ou bien, ces rapports étant impossibles, il faut l'intervention d'un être semblable qui remplit à la fois l'office des deux sexes ; il est simultanément fécondant et fécondé.

Nous trouvons encore ici un trait de ressemblance avec les végétaux, qui portent le plus souvent les deux sexes réunis ; seulement, il faut remarquer que dans ceux-ci, cette disposition constitue un caractère de perfection, cela était exigé par l'invariable fixité des plantes au sol ; tandis que, chez les animaux, la réunion des deux sexes sur le même sujet ne s'observe que dans les organismes les plus imparfaits. Les êtres les plus élevés montrent constamment les sexes isolés ; de sorte, qu'au point de vue de cette fonction, il faut considérer l'animal complet comme formé de deux individus, l'un mâle, l'autre femelle.

Les formes d'organisation à cet égard présentent de très nombreuses variétés, de même que les modes sous lesquels s'exerce la fonction.

Tels sont les deux grands actes manifestant la vie dans les êtres organisés : conservation et reproduction. Mais nous n'avons pas là encore d'éléments de distinction entre les animaux et les plantes.

c. Il y a un appareil et tout un ordre de fonctions qui se rencontrent dans les animaux et ne se trouvent que là : c'est l'appareil destiné à établir des relations avec les autres organismes, le système nerveux, dont la structure et les fonctions varient aussi dans une mesure fort étendue.

Ici encore nous retrouvons dans les plus bas degrés de l'organisation animale, des conditions qui se rapprochent de ce qu'on observe dans quelques végétaux. Mais si on découvre dans ceux-ci quelques phénomènes qui semblent le résultat d'une sorte de sensibilité, on ne peut les rattacher du moins à l'existence d'organes spéciaux analogues au système nerveux des animaux. Bornée d'abord à quelques traits équivoques de sensibilité, cette fonction s'élève progressivement à des phénomènes très complexes, et acquiert une prédominance de plus en plus marquée sur les deux autres. Elle devient une seconde vie propre à l'animal ; et bien que les actes de nutrition et de reproduction puissent constituer, à la rigueur, l'état de vie ; ils sont dominés par les fonctions de relation, alors que celles-ci ont acquis un certain degré de perfectionnement.

C'est à tort, ce nous semble, qu'on a voulu faire de la vie de relation un simple appareil complémentaire surajouté à la vie organique ou fondamentale. Si on entend par vie organique fondamentale, les fonctions communes aux deux règnes, végétal et animal, cela est vrai ; mais reconnaissons que ce qui constitue l'animal vivant, ce n'est pas seulement de se conserver et de se reproduire, mais encore de sentir ; et l'appareil nerveux est tout autant propre à l'animal que les appareils nutritif et reproducteurs. Aucun ne fait défaut, et bien qu'il ne soit pas toujours possible de découvrir la trame organique du premier, les manifestations fonctionnelles qu'on observe dans les animaux les plus infimes et les plus simples ne permettent pas de révoquer en doute l'existence d'un appareil spécial présidant à la sensibilité et aux actes de relation.

La vie animale tient donc essentiellement à ces trois conditions fonctionnelles ; et, en l'absence de l'une d'elles, on n'a plus qu'un simple végétal ou rien de défini.

Il ne faut donc pas nommer, avec M. de Blainville, la vie animale une vie de luxe.

L'appareil nerveux ou des relations n'est pas étranger aux conditions fondamentales de la vie des animaux, et ce n'est pas pour eux une simple adjonction ou un accessoire ; les organes nutritifs et reproducteurs sont tous pourvus de nerfs, et ceux-ci sont nécessaires à l'exercice des fonctions. Nous voyons, dans l'organisation générale des animaux, un développement progressif qui, à partir de la structure la plus simple, s'élève jusqu'aux conditions les plus complexes. L'appareil nerveux, en particulier, qui nous montre aussi cette progression, finit par atteindre des proportions telles que, dans l'espèce humaine, il domine et commande l'organisme tout entier, et personne assurément ne voudrait voir dans celui-ci un simple appareil de luxe.

Donc, nutrition, reproduction, relations, tels sont les

caractères fondamentaux de la vie animale; celle-ci offre, dans l'espèce humaine, l'apogée de son développement par la prédominence de l'appareil organique, auquel est lié le plus haut degré de la puissance vitale.

Nous verrons plus tard, dans les animaux, l'énergie vitale se montrer en raison du degré de développement du système nerveux. C'est donc loin d'être un appareil de simple perfectionnement.

§ II. *Des conditions de la vie.* — Il n'y a vie, avons-nous dit, que là où il y a organisation; mais il n'y a pas vie nécessairement partout où apparaît l'organisation. Il faut encore, pour que la vie se montre dans l'être organisé, un ensemble de conditions spéciales.

Ces conditions sont désignées sous le nom de *milieu.*

L'être organisé ne peut être séparé en réalité du milieu où il est appelé à vivre, sans cesser de vivre. Chaque organisme est adapté au milieu qui lui convient. Ainsi, l'air est le milieu dans lequel nous vivons; l'eau est celui dans lequel vivent les poissons, etc...

Le milieu est un tout complexe, composé d'un certain nombre de corps qui nous entourent. Il n'y en a pas de purement solides, liquides ou gazeux; mais il y en a de principalement gazeux, l'atmosphère; de principalement liquides, les eaux douces et salées; et les uns et les autres sont plus ou moins doués de lumière et d'électricité.

Il y a un rapport nécessaire entre l'être organisé et le

milieu où il doit vivre ; et les modifications d'organisation manifestées dans les différents êtres vivants, ont pour but la corélation nécessaire avec celui-ci.

Quand le milieu n'est plus adapté aux conditions de l'organisme, celui-ci subit parfois des changements sous l'empire des modifications fonctionnelles. Les yeux des prisonniers retenus dans l'obscurité, ceux des animaux sauvages dans nos ménageries, éprouvent des changements en rapport avec la diminution de la lumière du milieu. On voit aussi des modifications passagères se produire dans l'appareil visuel des animaux noctures.

L'être vivant doit puiser dans le milieu, et lui rendre sans cesse. Ses organes, tant internes qu'externes, doivent se trouver en rapport avec celui-ci.

La connaissance des milieux est nécessaire pour apprécier les actes des êtres qui y vivent. Elle est aussi importante que celle de l'organisation elle-même, pour l'étude des phénomènes de la vie.

Voyons donc à signaler les divers milieux au sein desquels la vie se montre dans les êtres organisés.

L'organisme, formé d'éléments solides et liquides en proportions déterminées, doit emprunter du milieu et lui fournir sans cesse ; il y a emprunt d'aliments et soustraction incessante d'une partie des matériaux organiques. Les aliments sont destinés à entretenir l'organisme et à réparer les pertes qu'il subit dans le travail continuel de décombinaison.

L'air est aussi une condition de la vie ; c'est un milieu toujours nécessaire ; et il y a dans l'organisme échange continuel de quelques-uns de ses éléments avec les produits gazeux destinés à être éliminés.

Des rapports importants existent entre les végétaux et les animaux quant à l'échange des principaux éléments de l'atmosphère ; nous n'avons pas à les exposer ici en détail.

Il importe de remarquer que les animaux plongés dans un milieu autre que l'air, ne peuvent vivre qu'à la condition d'absorber celui-ci. Les poissons destinés à vivre dans un milieu liquide sont pourvus d'organes destinés à absorber l'air et adaptés, par conséquent, à ce mode de fonction.

La quantité d'air absorbé nécessaire à l'entretien de la vie, varie selon les espèces animales. Les oiseaux ont besoin de puiser largement dans ce milieu ; d'autres animaux n'en consomment que de très faibles proportions ; mais pour tous il est indispensable.

La condition des milieux est d'être douée d'une certaine température au delà et en deçà de laquelle la vie cesse de se manifester. Nous avons parlé déjà de la calorification comme phénomène de la vie ; mais l'organisme a besoin de trouver aussi de la chaleur dans le milieu où il vit.

La faculté de produire de la chaleur est fort variable dans les animaux ; et, chose remarquable, ce sont ceux qui en produisent le plus qui sont les moins capables de subir l'influence de la diminution de la chaleur extérieure : l'oiseau, qui développe tant de chaleur intérieure, meurt très vite sous l'empire d'un léger abaissement ou de l'élévation de quelques degrès de la température extérieure.

Au contraire, les êtres qui n'ont pas de chaleur propre pourront vivre sous une température très basse, mortelle pour le mammifère et pour l'oiseau. La vie des poissons et des reptiles peut se conserver quelque temps dans l'eau à une très basse température et même dans la glace.

« Il semble, dit Bérard, que l'influence de la chaleur sur la vie soit écrite sur toute la surface du globe. » La vie végétale, comme la vie animale, se montre active, exhubérante dans les régions tropicales; elle diminue progressivement d'intensité dans les climats tempérés, pour s'éteindre tout à fait sous les latitudes les plus froides.

L'influence des diverses saisons produit un résultat analogue.

La vie végétale, comme, dans certaines conditions, la vie animale, semble s'arrêter en hiver, pour reparaître ensuite avec les premières chaleurs du printemps. Les œufs demeurent en hiver comme privés de vie; mais les premières influences de la saison suivante en déterminent l'éclosion. Les œufs fécondés des oiseaux ne reçoivent de l'incubation autre chose qu'une chaleur considérable et soutenue; et on peut tout aussi bien les faire éclore sous l'empire d'une température artificielle.

La lumière constitue aussi une des conditions du milieu; mais son importance n'égale pas celle des précédentes; elle n'est pas, comme elles, indispensable; cependant la vie languit et se flétrit en son absence. Voyez l'effet de la privation prolongée de la lumière sur l'homme et les animaux : ils s'étiolent, languissent et demeurent comme dégénérés.

Les plantes aussi, soustraites à l'influence du soleil, faiblissent et dégénèrent.

C'est surtout sur le développement des germes que la lumière exerce l'action la plus marquée. Les têtards des grenouilles, tenus dans l'obscurité, ne subissent pas de métamorphose. Des recherches récentes de M. J. Béclard (1853) démontrent que les divers rayons du spectre solaire exercent une action variable sur l'éclosion des œufs d'insectes; que, sous l'influence des rayons obscurs, l'éclosion n'a pas lieu.

L'obscurité arrête le développement des animalcules infusoires dans les liquides ; ceux qui se forment sous un rayon très faible de lumière demeurent petits et sans vivacité ; enfin, il faut une lumière intense pour leur rapide apparition.

L'électricité, mise par quelques auteurs au nombre des conditions de la vie, ne semble pas indispensable ; cependant on doit admettre que les principaux milieux, l'air, l'eau, etc., sont, dans quelque mesure, doués de cette condition.

On a recherché de quelle manière agissent ces différents corps sur l'être vivant ; on leur a attribué une simple action stimulante, excitatrice ; mais ce n'est là qu'une partie de leur rôle. Le mode d'action de chacun d'eux est différent ; et il faut reconnaître qu'il y a, entre eux et les êtres vivants, échange continuel de matériaux indispensables aux transformations chimiques, qui sont les conditions d'entretien de la vie.

Il importe aussi de remarquer que le développement de tout être vivant ne peut avoir lieu qu'au sein d'un liquide; mais ce milieu, indispensable à la formation de tout organisme, doit se trouver en mélange avec les autres agents signalés; il doit contenir les éléments nutritifs de l'être nouveau. Il faut aussi de l'air combiné avec ce liquide; l'œuf de l'oiseau en contient, et les ovules des mammifères en reçoivent peut-être dans les trompes ou dans la matrice?

VIII.

Interprétation des phénomènes de la vie.— La vie est-elle le résultat de l'organisation? — Des propriétés vitales.

Nous avons exposé les phénomènes qui manifestent la vie dans l'organisme ; nous avons signalé les conditions nécessaires aux manifestations de la vie; voyons si, pourvus de ces données préalables, nous pouvons nous former une idée de la vie et en formuler la définition.

Toutes les fois qu'un terme reçoit, dans l'usage, des acceptions diverses, il doit donner lieu bien souvent à erreur dans l'interprétation dont il est l'objet, et tel est le sort du mot *vie*, dont nous avons en ce moment à fixer l'idée.

Il sert d'abord à désigner l'ensemble des fonctions manifestées dans les corps organisés : c'est la vie phénoménale, la vie en tant qu'effet. On l'applique encore à la cause spéciale et inconnue, dans son essence, de ces manifestations. Nous ne nous arrêtons pas évidemment à la première acception; l'étude de la vie phénoménale est l'objet de la Physiologie tout entière ; mais nous devons rechercher si ces phénomènes ont ou non leur cause en dehors de l'organisation.

L'organisme et les conditions au milieu desquelles il apparaît, sont-ils des éléments suffisants pour rendre raison des phénomènes de la vie; ou bien faut-il reconnaître l'intervention d'une cause qui constitue le principe même de la vie et sans laquelle l'organisme ne traduirait jamais la moindre activité ?

Telle est la question capitale qui se pose devant nous et que nous ne pouvons écarter de notre examen. C'est sur elle que se partagent les esprits. Nous avons donc à considérer successivement les bases rationnelles sur lesquelles s'appuyent ceux qui admettent la vie comme résultat de l'organisation, et les motifs que font valoir ceux qui exigent l'intervention d'une cause spéciale indispensable à l'activité et à la formation des corps organisés.

§ 1. *La vie est-elle le résultat de l'organisation?* — M. le professeur Bérard, qui se constitue le défenseur de cette opinion, semble se complaire à exposer les arguments de ceux qui considèrent la vie comme Principe, et ne dissimule guère l'embarras qu'il éprouve à les combattre; il se contente, en terminant, d'ajouter que cette doctrine laisse beaucoup à désirer dans l'explication de certains faits. Nous verrons, dans le cours de ces développements, que l'opinion de Bérard est plus loin encore de satisfaire à toutes les exigences rationnelles des phénomènes de la vie. Voyons ce qui est avancé à l'appui de celle qui nous occupe en ce moment.

1. — De l'arrangement moléculaire de la matière dans les corps organisés résulte, dit-on, les actes qui constituent la vie.

— Mais la vie ne résulte pas constamment et nécessairement de l'organisation, puisque nous voyons à tout instant des organismes qui en sont privés : voici un animal qui vient de mourir ; tout à l'heure la vie l'animait encore, maintenant il gît immobile. Est-ce que la structure moléculaire de ses diverses parties s'est modifiée dans ce court moment de transition d'un état à un autre? L'organisme n'est-il pas le même? Plus tard, il est vrai, des modifications dans l'arrangement moléculaire des tissus se produiront; mais elles dépendront de la suppression des actes divers qui constituaient la vie; elles adviennent quand la chaleur maintenue par la vie a abandonné le corps ; elles sont une conséquence de la mort, elles ne l'ont donc pas occasionnée.

— Les partisans de cette doctrine n'en soutiennent pas moins qu'un changement dans la structure de l'organisme est la cause de la cessation de la vie, mais que nos moyens d'investigation sont insuffisants pour le constater; que nous ne voyons rien d'ailleurs au-delà de l'organisation en action, et qu'elle suffit à rendre raison de la vie et de ses phénomènes.

Constatons ici l'étrangeté d'une logique qui ne reconnaît de réel que l'organisation, parce que rien n'apparaît au-delà ; et qui tout à l'heure admettait, comme cause de la mort, une modification moléculaire de l'organisme qu'elle est dans l'impossibilité de constater ; ici la réalité de l'invisible est admis, là il est rejeté.

— Mais si l'organisation est nécessaire pour rendre raison de la vie, comment expliquer la formation de l'organisation elle-même ?

Considérons l'œuf de l'oiseau ; il est constitué en grande partie de substances amorphes destinées à servir d'aliments au germe qui va naître; il y a quelque part, dans cet œuf, un petit point, une toute petite vésicule qui est l'élément du nouvel être. Nous n'y voyons pas de parties organisées, c'est tout simplement une gouttelette de mucus ; la chimie, appelée en témoignage, n'y trouve, quoi qu'elle fasse, autre chose que des substances élémentaires (principes immédiats) analogues en tout à celles des autres portions de l'œuf. Cependant c'est dans cette vésicule que vont se former les organes. La vie va s'y manifester par ce prodigieux travail ; et loin d'être un résultat de l'organisation, c'est elle, au contraire, qui forme et produit l'organisme, là où il n'en existait naguère nulle trace.

— On répond que cette vésicule germinative est déjà organisée; ce mucus, en apparence amorphe, jouit de la propriété de subir, sous certaines influences, les transformations qui vont donner naissance à l'embryon. « Qu'importe, s'écrie-t-on, l'exiguité du germe? Y a-t-il rien de petit ou de grand aux yeux de la nature? Et quant à sa mollesse, elle est précisément favorable aux modifications qu'il doit éprouver. Cette matière amorphe du germe, d'ailleurs, n'est pas si simple qu'on pourrait *a priori* le croire; elle présente des conditions de structure d'une extrême complication et qui varient suivant les espèces animales. Si vous examinez des œufs d'oiseaux ou des ovules de mammifères d'espèces différentes, vous trouverez dans les uns et les autres des conditions de structure en apparence identiques; et cependant quelles différences dans les produits !

» De l'un des œufs sortira un aigle et de l'autre un moineau; l'un des ovules donnera, je suppose, une souris et l'autre un éléphant. Il faut bien reconnaître que dans ces germes, amorphes à nos yeux, résidaient déjà les éléments de l'organisation qui s'est dessinée si étrangement plus tard. » (Bérard.)

— Mais c'est un fait gratuitement admis que l'organisation si compliquée de la vésicule germinative, puisqu'il échappe aux investigations de nos sens et à toutes les recherches de la chimie; on admet, sans pouvoir la démontrer, cette structure préalable qui va produire comme résultat la vie d'abord et ensuite une organisation toute spéciale et prédéterminée. Nous trouvons tout autant de raisons pour nier l'organisation de cette masse muqueuse, et la vie qui y réside, de l'aveu de tous, ne peut être le résultat d'organes qui ne s'y manifesteront que plus tard.

2. — La vie, admise comme produit de l'organisation, permet de comprendre la possibilité de sa suppression

pendant un certain temps et du retour ensuite de l'exercice régulier des actes fonctionnels , si l'organisme n'a pas subi, pendant cette suspension, de modifications profondes : un individu peut demeurer pendant quelque temps dans un état de mort apparente ; toutes les fonctions cessent, ce semble, de s'accomplir, et quelques instants de soins assidus peuvent suffire quelquefois pour le rappeler à la vie. Des animaux microscopiques (rotifères, vibrions, etc.), desséchés avec soin, demeurent privés de vie pendant un temps parfois assez long ; puis, s'ils n'ont pas subi de désorganisation profonde, humectés d'eau à une certaine température, ils reviennent à la vie. On fait revivre au soleil des mouches asphyxiées dans l'eau, des poissons retenus l'hiver dans des glaçons, des reptiles engourdis par le froid ; les animaux hybernans, demeurés, pendant la froide saison, immobiles et insensibles , reprennent toute l'activité de leurs mouvements sous l'influence de la chaleur. Enfin, des plantes conservées de longues années dans un herbier, des graines desséchées et demeurées inertes pendant des siècles, ont pu reprendre vie et se développer quand elles ont été exposées à l'humidité et à la chaleur.

— Reconnaissons un instant qu'en admettant la vie comme résultat de l'organisation, on peut rendre compte de ces divers phénomènes : toutes les fois que l'organisme n'a pas subi de détérioration profonde, la vie, après avoir cessée quelque temps, peut renaître quand celui-ci se trouve placée dans des conditions convenables.

— Mais on pourrait se demander pourquoi ce retour

n'a pas lieu constamment alors que nul désordre ne s'est évidemment produit, dans les cas d'éthérisation, par exemple. Ici, en effet, nulle désorganisation profonde n'a pu s'opérer dans un si court instant de cessation des phénomènes de la vie, et cependant nous voyons, trop souvent de nos jours, des cas de mort réelle par l'anesthésie chloroformique.

On dit bien qu'alors, comme dans tous les cas où la vie ne peut être rappelée, il doit y avoir altération grave de l'organisme; mais c'est encore ici une assertion qui n'est étayée d'aucune démonstration.

— On peut, d'ailleurs, soutenir que, dans les faits divers rapportés plus haut, la mort n'était qu'apparente; il y avait bien suspension des principales fonctions; celles même, si l'on veut, qui caractérisent l'état de vie, pouvaient être réduites à des traces infimes que nos sens ne pouvaient saisir; mais de là à démontrer formellement que la vie a complètement cessé, le pas est immense.

La vie, dans les cas d'asphyxie par suspension ou par submersion, comme dans la syncope ou l'anesthésie, peut avoir cessé en apparence et se trouver bornée à quelques mouvements fibrillaires des différents tissus et particulièrement de celui du cœur; mouvements insaisissables à nos sens, mais très réels, et qui suffisent pour maintenir dans l'organisation l'aptitude au retour subséquent, sous certaines conditions de température et d'humidité, de l'exercice normal des diverses fonctions.

La cessation de ces mouvements intimes doit sans

doute entraîner bientôt la mort réelle; et tellé doit être souvent la conséquence de la mort apparente quand elle s'est un peu prolongée, dans l'asphyxie, dans la syncope anesthésique ou autre.

La mort qui succède à la congellation chez certains animaux, peut subir la même interprétation. Nous savons que chez les animaux à sang froid la mort apparente peut se prolonger plus longtemps sans entraîner la cessation de la vie; cela tient à ce que les mouvements fibrillaires des tissus peuvent subsister plus longtemps et se maintenir sous l'empire d'un plus grand abaissement de température. Les animaux hybernants, qui se rapprochent le plus des animaux à sang froid, et peuvent subir comme eux une température très basse, nous présentent, pendant le sommeil, des conditions qui ne sont pas sans quelque rapport avec celles de la mort apparente. Les fonctions s'exercent avec une lenteur extrême et nous offrent, en quelque sorte, l'exemple d'un état intermédiaire entre la vie normale et la mort apparente.

Dans les plantes desséchées et renaissantes, de même que dans les animaux résuscitants, la vie doit aussi y être considérée comme latente; elle y existe comme dans la graine qui se développe après de longues années de dessication, ou comme dans l'œuf, qui n'éclot qu'après avoir subi l'influence de certaines conditions de température. Il ne paraît donc plus nécessaire, pour donner de ces faits une interprétation rationnelle, d'admettre la vie comme résultat de l'organisation. Nous avons vu qu'on pouvait très bien admettre la vie latente dans les cas où aucune manifestation extérieure ne venant la révéler à nos sens, elle se traduisait de nouveau par ses actes fonctionnels ordinaires après un certain temps.

— Il y a lieu de s'étonner, ce nous semble, de l'étrange assertion émise à ce sujet par Bérard qui admettrait volontiers que l'individu asphyxié, qu'on a pu ramener à la vie, n'était dans cet état ni mort ni vivant. Ce peut être une conséquence de l'opinion qui voit dans la vie un résultat de l'organisation; mais reconnaissons qu'une pareille idée n'est pas sérieuse et doit étonner bien davantage sous la plume de ceux qui aspirent à ne sortir jamais du domaine des démonstrations positives.

Nous nions, pour notre part, et au nom de la logique, la possibilité d'une telle condition; l'asphyxie, la syncope, ne peuvent être un état intermédiaire qui ne soit ni la vie ni la mort; il faut rigoureusement l'une ou l'autre Ou la mort est réelle, et alors il n'y a pas de résurrection possible dans l'ordre physique; ou elle n'est qu'apparente, et dès lors la vie, latente pour nos sens, peut se traduire de nouveau par des manifestations fonctionnelles plus ou moins prononcées.

L'embarras que manifestent, dans le développement de leur thèse, tous ceux qui soutiennent cette doctrine, témoigne déjà suffisamment de sa faiblesse; et si elle a été adoptée pour rendre raison de quelques faits difficiles à comprendre, il faut reconnaître qu'elle en laisse bien d'autres rationnellement insolubles, à côté de choses, comme dit Bérard à un autre point de vue, bien dures à croire.

§ 2. *Des propriétés vitales.*

A la doctrine qui considère la vie comme résultat de l'organisation, se rattache naturellement l'idée de propriétés spéciales *inhérentes* à la matière organisée.

Ces propriétés ont reçu diverses dénominations selon les conditions des corps dans lesquels elles se traduisent. Celles qui ne se manifestent que pendant l'exercice de la vie ont reçu le nom de propriétés vitales; celles qui demeurent dans le tissu après que la vie y a cessé ont été nommées propriétés organiques ou de tissu.

La doctrine des propriétés vitales a acquis, dans l'étude de la physiologie, une trop haute valeur pour qu'il soit permis de se contenter d'une simple citation; et le nom de Bichat qui l'abrite de son patronage, l'admirable talent que cet auteur a mis au service de cette cause, lui donnent droit à une large place dans notre enseignement.

Remarquons d'abord que cette doctrine des propriétés vitales n'a pas surgi dans la science subitement et d'un seul jet; des éléments épars, émanés de l'âge qui avait précédé le nôtre, préparaient à Bichat la voie dans laquelle il devait laisser de profondes traces.

Bien que n'ayant pas adopté, dans le cours de notre travail, la méthode historique, nous ne pouvons cependant nous dispenser d'un regard rétrospectif à propos des phases diverses qu'a présenté avant notre époque la doctrine qui va nous occuper.

L'observation démontre dans les corps organisés des phénomènes ou actes qui résultent des qualités ou conditions spéciales de ces corps; on désigne celles-ci sous le nom de propriétés et, comme elles se rencontrent dans les corps doués d'organisation, on les appelle propriétés organiques.

Considérant ensuite la vie inséparable de l'organisation, on est arrivé à confondre sous une même idée les propriétés vitales et celles inhérentes à la structure intime des corps organisés.

Le terme des propriétés attribué aux corps devint aussi synonyme de force ou faculté, et servit à désigner la cause générale des actes ou phénomènes manifestés en eux ; de là l'acception de *force* ou *puissance vitale.*

Les corps bruts étaient considérés aussi comme doués de propriétés ou forces se manifestant par des faits spéciaux ; en remontant progressivement de ceux-ci à des faits plus généraux, on était enfin arrivé à un fait principe considéré comme tenant tous les autres sous sa dépendance ; et la dénomination appliquée à ce dernier servit à désigner la cause primordiale des phénomènes : telle fut *l'attraction.*

Les propriétés inhérentes aux corps en général, physiques, mécaniques et chimiques ou moléculaires, durent être appliquées aux corps organisés.

Elles devaient, il est vrai, rendre raison d'une foule de phénomènes manifestés dans ces corps, lesquels, composés de matière, ne pouvaient en aucune sorte échapper aux conditions de leur nature ; mais celles qui ressortaient de leur structure, de leur arrangement moléculaire furent bientôt reconnues tout autres.

Il fallut bien dès lors admettre des propriétés dépendantes de l'organisation, et on crut pouvoir aussi en faire découler la vie.

Les partisans de cette doctrine s'attribuèrent le nom de vitalistes; mais on a vu, par ce qui précède, que les propriétés admises par eux sont inhérentes à l'organisation.

« Si on veut, dit Bérard, se borner à dire qu'un arrangement particulier de la matière, tel que nous le voyons dans les êtres organisés, a la propriété de donner naissance à des phénomènes que ni la chimie, ni la physique, ni la mécanique ne nous expliquent complétement dans l'état actuel de nos connaissances, je reconnaîtrai cette propriété des êtres vivants; je lui donnerai même le nom de propriété vitale, quoique le nom de propriété organique lui eut mieux convenu, et j'admettrai que la logique autorise à créer autant de ces propriétés qu'il y a dans l'organisme d'actes élémentaires irréductibles aux lois de la physique générale et irréductibles les uns dans les autres.... »

Ce n'est pas le lieu encore d'examiner si les phénomènes manifestés dans les êtres vivants et qui ne ressortent pas des forces physiques et chimiques, peuvent logiquement s'expliquer par l'arrangement moléculaire de la matière dans les corps organisés; nous voulons seulement faire remarquer l'étrange prétention de cette doctrine qui se nomme *vitaliste* par ce motif qu'elle reconnaît les manifestations de la vie dans les êtres vivants. Elle veut bien admettre l'expression de *force* pour désigner la cause de la vie; mais c'est une force *inhérente* à l'organisation et qui, comme je l'ai dit souvent, en est le produit. Telle est pour elle la signification des mots *propriété vitale, principe vital.*

Ceux qui usent de ces termes pour désigner l'action d'une cause réelle différente de l'organisation, qu'elle soit la même que celle qui détermine les actes de l'intelligence ou qu'elle en diffère, ont seuls le droit de se nommer vitalistes, et les partisans de la vie résultat de l'organisation ne peuvent en aucune manière y être assimilés ; autrement, disait dernièrement un franc Organiciste, si on devenait vitaliste à si bon compte ce serait en vérité trop facile, il n'y aurait pas autre chose.

Voyons donc la marche qu'a suivie la doctrine des propriétés inhérentes à l'organisation.

On a posé de tout temps comme base des notions physiques générales l'inertie de la matière; propriété purement négative qui n'est autre chose que l'inaptitude de la matière à passer, d'elle-même, de l'état de repos à l'état de mouvement, ou à modifier, d'elle-même, le mouvement dont elle est animée : c'est la passivité. Un corps mis en mouvement s'arrête quand l'impulsion qu'il a reçue est épuisée, ou bien quand il rencontre une résistance supérieure à cette force d'impulsion.

Mais la première proposition qu'admet la doctrine actuelle, c'est l'activité de la matière en général et celle des corps organisés en particulier. On arrive delà à admettre que la cohésion des molécules d'un bloc de marbre, par exemple, résulte de leur action attractive les unes pour les autres.

Les affinités chimiques, les combinaisons des corps sont données comme témoignages d'activité de la matière brute; si des phénomènes plus compliqués apparaissent dans les corps organisés, c'est que la matière y est combinée d'une manière différente et que le mélange des liquides et des solides lui donne des propriétés toutes spéciales et bien différentes de celles des corps inorganiques.

Ce n'est pas le moment de faire ressortir la légèreté de pareilles assertions; nous aurons encore l'occasion de revenir plus loin sur l'étrange prétention de ceux qui expliquent par l'arrangement moléculaire de la matière tous les phénomènes de la nature et même la vie.

Il ne semble pas que l'antiquité ait jamais considéré, au point de vue qui nous occupe en ce moment, les phénomènes de la vie comme le résultat de l'arrangement moléculaire de la matière des corps, et il faut arriver au dix-septième siècle pour trouver les premières traces de cette doctrine.

C'est vers le milieu de ce siècle, alors que régnaient partout les théories mécaniques, que Clisson, de l'université de Cambridge, reconnut la nécessité d'admettre une force radicale ou inhérente à la fibre musculaire qui la fait se contracter indépendamment de l'influence des esprits vitaux. C'est pour lui un acte primordial auquel il rapporte tous les autres phénomènes fonctionnels.

Gorter crut devoir ne pas restreindre cette force aux muscles seuls, mais la concéder à toutes les parties du corps vivant.

Bellini admit une force contractile naturelle ; mais ne la distingua pas de la simple propriété de tissu désignée sous le même titre. Cette confusion, parfaitement logique en réalité, est relevée comme une regrettable erreur.

Sthaal, qui, disons-le tout de suite, ne peut être en aucune sorte revendiqué ici, semble avoir admis une propriété spéciale de la matière vivante qu'il a nommé tonicité ; mais ce n'est autre chose qu'une propriété de tissu admise par tout le monde et qui se montre encore après la mort ; la vie n'en découle donc pas rigoureusement.

Haller reconnaît à la matière vivante deux propriétés, l'irritabilité et la sensibilité. Basé sur un nombre considérable d'expériences, il admet que toute partie qui réagit au contact d'un stimulus est irritable ; cette propriété est distinguée par lui de l'élasticité. Elle n'est autre chose qu'une propriété inhérente à la fibre musculaire et qui dépend de la structure du tissu, de l'arrangement moléculaire. Il ne veut pas qu'on en recherche la cause prochaine ; c'est, dit-il, une force spéciale et distincte de toute autre.

Haller admettait l'irritabilité ailleurs que dans le tissu musculaire ; il la retrouvait dans la trame gélatineuse des polypes. Dans l'œuf, cette faculté sommeille jusqu'à ce que, par la fécondation, la liqueur séminale la détermine à entrer en action. Plus tard elle prend une intensité plus grande par la nutrition et les forces de la vie. Enfin, l'irritabilité est indépendante de la force nerveuse.

La sensibilité, deuxième propriété admise par Haller, est la faculté de transmettre à l'âme l'impression d'un stimulus. L'irritabilité est si différente de la sensibilité que les parties les plus irritables ne sont pas sensibles et que les plus sensibles ne sont pas irritables. Les nerfs, qui ne sont pas irritables, sont doués d'une très grande sensibilité.

Une remarque importante à poser ici, c'est que l'irritabilité, aux yeux de Haller, n'est pas une faculté dépendante de la vie, puisqu'elle survit à l'existence, puisqu'elle subsiste encore dans les muscles d'un animal récemment mis à mort, et dans les parties qu'on vient de séparer du corps. Aussi s'est-il obstiné à lui refuser le nom de force vitale.

De nos jours l'irritabilité de Haller n'est pas même comptée au nombre des propriétés vitales ; elle est confondue avec la contractilité dont elle n'est qu'une des formes.

Il n'est pas possible de ranger Barthez parmi les adeptes de la doctrine qui nous occupe en ce moment. Les propriétés ou forces qu'il reconnaît dans l'organisme ne sont pas, pour lui, inhérentes à l'organisation, mais le produit d'un principe indépendant. C'est donc ailleurs que nous aurons à examiner la doctrine de Barthez et il faudra lui consacrer une attention toute spéciale.

Nous arrivons enfin à celui qui entre tous a donné aux propriétés vitales la plus grande faveur, à Bichat.

« Les propriétés de tout organe vivant, dit-il, peuvent être distinguées en deux espèces: Les unes tiennent immédiatement à la vie, commencent et finissent avec elle, ou plutôt en forment le principe et l'essence ; les autres sont le résultat physique de la texture des parties. Les premières sont les propriétés vitales; les secondes, les propriétés de tissu. »

Bichat ramène à deux les propriétés vitales : la contractilité et la sensibilité.

Il subdivise la contractilité en animale et organique. La première, soumise à l'influence de la volonté, est la propriété des muscles volontaires ; elle préside à la locomotion. La deuxième échappe à l'influence de la volonté et donne lieu à tous les actes des organes destinés à la nutrition; les mouvements contractiles de l'estomac, des intestins, des vaisseaux lui sont subordonnés.

La contractilité organique est, à son tour, subdivisée en contractilité organique sensible, qui préside aux mouvements des organes appréciables pour l'observateur : tels sont ceux des muscles du cœur, de l'intestin ; et en contractilité organique insensible, qui tient sous son domaine les mouvements inaperçus par nos sens, comme la contractilité des vaisseaux capillaires.

La contractilité organique sensible répond à peu près à ce qu'on nomme *irritabilité ;* la contractilité organique insensible, à ce qu'on appelle *tonicité.*

Mais ces mots ne doivent pas faire supposer, dans les propriétés qu'ils indiquent, une nature différente; celles-ci ne varient que par le degré d'intensité.

Il y a aussi pour Bichat deux espèces de *sensibilité :*
1. La sensibilité animale est tout ce qu'on entend d'ordinaire par ce terme : c'est la faculté de recevoir une impression et de la rapporter à un centre commun.

2. La sensibilité organique est celle que nos organes seuls éprouvent et dont nous n'avons pas conscience; telle est l'impression faite par le sang sur le cœur et les vaisseaux. Cette sensibilité a pour terme l'organe lui-même, elle n'en dépasse pas les limites.

Bien que ces deux sensibilités, animale et organique, présentent en apparence une différence notable, leur nature paraît être essentiellement la même; l'une n'est probablement que le maximum de l'autre.

Pourvu de ces deux propriétés, Bichat prétend expliquer les phénomènes de la vie dans tous les êtres : il attribue aux plantes la sensibilité organique et la contractilité organique insensible. Il ne reconnaît pas d'autres propriétés aux animaux les plus simples.

Mais pour les êtres un peu plus élevés, dans lesquels on voit apparaître un appareil digestif, il ajoute la contractilité organique sensible. Enfin, aux animaux plus parfaits reviennent la sensibilité animale et la contractitité animale ou volontaire.

Chez l'homme, Bichat rattache à ces propriétés tous les phénomènes de la vie ; il explique même les maladies et les lésions organiques par la lésion de ces propriétés exaltées, diminuées ou perverties.

On a reproché à Bichat d'avoir personnifié, pour ainsi dire, les propriétés vitales; mais il me semble qu'il s'est expliqué, sur la signification qu'il donnait à ces termes, assez clairement pour être soustrait à cette imputation : il les compare souvent aux propriétés des corps bruts; « elles sont *inhérentes* à l'organisation, on ne peut concevoir le corps organisé sans elles, elles en constituent l'essence et l'attribut. »

Bichat admet aussi des propriétés de tissus qu'il considère comme dépendantes de l'arrangement organique des fibres ou parties élémentaires. Mais nous demandons pourquoi cette séparation ; si les propriétés vitales sont *inhérentes* à l'organisation, si elles sont le résultat de l'arrangement moléculaire de la matière des organes, nous ne voyons pas ce qui défend de les nommer aussi propriétés des tissus organisés, ou bien, comme le veut Bérard, propriétés organiques. Ces termes, dès lors, n'impliqueraient rien autre chose que l'organisation.

Nous avons d'ailleurs suffisamment établi par les citations qui précèdent que Bichat ne donnait pas une interprétation plus étendue à ses propriétés vitales ; et comme s'il avait pressenti le doute qui devait planer un jour sur sa pensée intime à cet égard, il ajoute quelque part une ligne qui le rattache sans rappel à la doctrine de la vie résultat de l'organisation:

« Le principe, dit-il, appelé vital par Barthez est une abstraction qui n'a pas plus de réalité qu'en aurait un principe également unique qu'on supposerait présider aux phénomènes physiques. »

Nous n'avons pas eu à relever ici les critiques dont la division des propriétés vitales de Bichat a été l'objet ; elles ne lui ont pas manquées. Nous n'avons eu pour but, dans les lignes précédentes, que de prendre acte de l'interprétation donnée par l'auteur à cette doctrine et de démontrer, qu'en dernière analyse, elle ne peut être isolée de celle qui ne voit dans la vie qu'un *résultat de l'organisation*.

Mais l'insuffisance des propriétés vitales admise par Bichat pour rendre raison de tous les phénomènes, manifestés dans l'organisme vivant, qui ne tombent pas sous le domaine des lois physiques et chimiques a fait admettre plus tard un nombre plus considérable de ces propriétés et M. Gerdy s'est montré, à cet égard, l'un des plus prodigues. Il a créé, une fois en train, jusqu'à dix-sept propriétés vitales répondant à des phénomènes irréductibles par les lois physiques.

Sans attacher grande valeur à cette nomenclature, nous la donnerons cependant, ne fut-ce que pour faire apprécier la versatilité d'une doctrine dont là base ne nous semble pas soutenable.

Propriétés vitales admises par Gerdy.

1. Faculté ou propriété de sentir.
2. » de transmission sensoriale.
3. » de perception.
4. » d'éprouver les émotions de l'âme (Intelligence et volonté)
5. » ou propriété d'innervation.
6. Contractilité.
7. Expansibilité active du Pénis et d'autres organes.
8. Faculté d'absorption
9. » de sécrétion.
10. » d'assimilation.
11. » de décomposition nutritive.
12. » de calorification (Caloricité).
13. » de fécondation (dans le sperme).
14. » d'animation.
15. » de l'accroissement (anima structrix de Stahl)
16. » de résistance vitale à la putréfaction.
17. » d'Electrification.

On a lieu assurément d'être surpris de cette longue liste ; mais, répond-on , les anciens n'avaient que quatre éléments et les chimistes en comptent, à l'heure qu'il est, plus de soixante ; pourquoi reprocher aux modernes d'admettre un plus grand nombre de propriétés vitales que n'en admettaient ceux qui n'ont reconnu que la contractilité et la sensibilité ?

Une fois engagé dans cette voie on ne trouve plus de point d'arrêt ; et si on veut une propriété pour chaque acte simple, cene sera plus dix-sept qu'il en faudra, mais un nombre indéfini.

Si on ajoute encore a celles de Gerdy les propriétés admises par d'autres auteurs ; si on en écarte quelques-unes qu'on a fait rentrer sous l'influence des causes physiques ou chimiques, on en viendra à un véritable cahos. Aussi n'est-ce pas sans raison qu'on propose aujourd'hui la suppression de la plupart de ces dénominations, pour ne conserver que les expressions qui résument certains faits généraux de l'économie et les donner comme formules abréviatives qui ne préjugent en rien l'essence des phénomènes auxquels elles sont appliqués

---

IX.

Interprétation des phénomènes de la vie *(Suite)*. — La vie dépend-elle des conditions de milieu ?

— On a donné de la vie une autre formule qui, quoiqu'en dise son auteur, ne peut-être, non plus que la précédente, séparée de l'hypothèse qui fait de la vie un résultat de l'organisation.

« La vie est l'activité de l'organisme placé dans de certaines conditions de milieu spéciales pour chaque espèces d'êtres »

Nous ferons d'abord sans commentaires l'exposition de cette hypothèse qui jouit, à l'heure qu'il est, d'une certaine faveur, graces au patronage de quelques hommes d'un incontestable mérite, sans doute sous quelques rapports, et autour desquels rayonne le prestige d'une haute réputation scientifique. Leurs ouvrages les plus répandus peut-être aux mains de la jeunesse, peuvent laisser dans l'esprit, sur cette question de la vie, des opinions fausses et dangereuses, contre lesquels il est d'autant plus important de réagir qu'elles ont à leur service les ressources de talents distingués.

Nous puiserons dans ces livres les textes mêmes qui feront connaître la doctrine dont nous voulons actuellement relever les erreurs et les contradictions.

« Il n'y a vie que là où il y a organisation ; mais il n'y a pas nécessairement vie partout où il y a organisation; il faut en outre un ensemble de conditions extérieures à l'être qui agit. Aussi *a-t-on eu tort* de dire que *la vie est un résultat de l'organisation*. Elle est l'activité de l'organisme placé dans de certaines conditions de milieu spéciales pour chaque espèces d'êtres.... »

« Elle est inhérente à l'organisme tant que ce dernier se trouve dans ces conditions; car la notion de vie et celle de milieu sont inséparables. »

« Tout organisme, quelque simple qu'il soit, placé dans un milieu convenable est doué d'une, au moins, des propriétés vitales, la plus simple d'abord, la nutrition.

« La vie n'est donc que la manifestation de l'une ou de l'ensemble des propriétés inhérentes et spéciales à la substance organisée et que ne possède pas la matière brute. C'est la matière organisée en action. Il y a autant de différences entre la vie et les propriétés des corps bruts qu'entre la substance organisée et les corps inorganiques.

« Il peut se faire que toute vitalité soit suspendue

pendant un temps plus ou moins long, soit dans les graines, soit chez les larves de quelques animaux placés dans certaines conditions de température, de sécheresse ou d'humidité. Mais si ces conditions n'ont pas amené de lésion dans l'organisme ; si celui-ci est encore apte à agir, la vie pourra apparaître au retour des conditions nécessaires. Mais cette suspension momentanée de la vie sans entrainer la mort n'est possible que dans les êtres à organisation très simple ; chez les animaux à température propre, la vie ne peut-être impunément suspendue, à cause de l'altérabilité facile des substances organiques qui les composent. »

« C'est aux éléments anatomiques seulement, comme l'a fait remarquer Bichat, et non aux tissus proprement dits et aux organes, que s'applique l'idée de vie.

« Les tissus qui ont pour caractère d'ordre organique d'être formés de matière organisée et d'avoir une texture spéciale, (arrangement particulier des éléments anatomiques) possèdent comme attributs physiologiques plusieurs propriétés dites de tissus : Les unes sont d'ordre physico-chimiques, consistance, tenacité, extensibilité, retractilité, etc. Ce sont les propriétés de tissu de Bichat. Les autres sont d'ordre organique : nutrition, absorption, sécrétion, propriété de développement, propriété de reproduction. »

« *Les propriétés d'ordre organique supposent la vie.... Les tissus sont donc vivants par cela même qu'ils sont organisés* ..

« Les propriétés de contractilité et d'innervation, qui

sont des propriétés dites de la vie animale, n'existent que dans quelques tissus seulement.

« Les propriétés élémentaires des corps existent par elles-mêmes, dès que le corps existe. On ne se demande pas pourquoi la matière est étendue ; elle ne peut être autrement ; c'est sa manière d'exister. La pesanteur et ses autres caractères lui sont aussi essentiels que l'étendue. Or *il en est de même des qualités élémentaires de toute substance organisée dont l'ensemble constitue la vie....*

« La contractilité et l'innervation ne sont pas moins inhérentes et essentielles à toute substance organisée qui nait, se développe et se nourrit sous les formes de cellules nerveuses ou de fibres musculaires. (*Dictionnaire de Nysten, revu par Littré et Robin. 11me édition, 1858.*)

Ce n'est pas sans dessein que nous avons multiplié les propositions qui traduisent cette doctrine de la vie ; il est impossible de n'être pas frappé, des choses étranges et surtout contradictoires quelle propose d'admettre. Ses premières assertions semblent la poser en antagonisme avec celle que nous avons examinée précédemment : « Il n'y a pas, dit-elle nécessairement vie là où il y a organisation ; et on a eu tort de dire que la vie est le résultat de celle-ci » Mais remarquons que cette proposition n'a pour but que de faire ressortir l'importance de la condition des milieux, qui ne peut-être révoquée en doute.

Nous ne tarderons pas cependant à voir cette théorie, après avoir repoussée d'abord l'idée de la vie considérée comme résultat de l'organisation, tendre la main à ceux qu'elle a combattus et marcher avec eux dans un parfait accord.

Définir la vie, « l'activité de l'organisme placé dans de certaines conditions de milieu spéciales pour chaque espèce d'êtres, » c'est donner, pour cause de cette activité, les conditions spéciales de milieu : la vie n'est donc pas un résultat de l'organisation.

Mais comment concilier ce qui précède avec les passages qui admettent la vie comme *inhérente à l'organisme*, comme une *propriété de l'organisation ?*

Si la vie est une propriété analogue à l'étendue et à l'attraction pour les corps bruts, la condition de milieu n'est donc pas si nécessaire. Si la vie n'est que la manifestation de propriétés inhérentes à la substance organisée, c'est-à-dire à l'arrangement spécial des molécules organiques, non seulement dans les tissus, mais aussi dans les éléments anatomiques, elle est donc le produit de cet arrangement ; et pourquoi dès lors reconnaître au début, que la vie *n'est pas le résultat de l'organisation ?*

Si l'idée de la vie ne doit s'appliquer ni aux organes ni aux tissus, mais aux seuls éléments anatomiques, c'est-à-dire aux dernières parties auxquelles, sans décomposition chimique, on puisse ramener les tissus et les humeurs ; c'est-à-dire à de très petits corps formés de matière organisée libres ou contiguës, offrant une structure sans analogue avec les corps bruts, constitués par une cellule, ou une fibre élastique ou un tube nerveux, d'où vient que la vie cesse, alors que ces éléments anatomiques conservent encore la structure et les conditions de milieu qu'ils présentaient un instant auparavant ?

Rien ne démontre, dit-on, que la structure et les conditions de milieu des éléments anatomiques, demeurent les mêmes après la mort ; on soutient, au contraire, que ces changements de texture sont causes de la cessation de la vie ; mais ce qu'il faudrait ici, c'est la démonstration de ce changement

L'état de vie des éléments anatomiques n'est pas, je le sais, un objet de facile démonstration, pour toutes les espèces du moins; la mutation des formes, pour quelques-unes, l'activité, pour d'autres, traduites par des mouvements qui leur sont propres, telles sont les bases de nos appréciations. Or nous savons que la modification des formes n'a pas lieu immédiatement après que la vie a cessée; que ces éléments isolés demeurent quelque temps ce qu'ils étaient sous l'empire de la vie et que quelques-uns, dans ces conditions, manifestent encore, par des mouvements particuliers, l'activité qui leur est propre dans l'organisme vivant.

Loin donc de pouvoir démontrer l'altération des éléments anatomiques au moment de la mort et produire cette altération comme cause de la cessation de la vie, on constate que ces mêmes éléments subsistent intacts pendant un certain temps après leur séparation de l'organisme.

Ce n'est donc pas l'activité de ceux-ci qui peut être donnée comme point de départ de la vie générale ; tout démontre, au contraire, que leur intégrité est subordonnée à leur liaison l'organisme vivant.

Nous n'avons rien dit encore du fait de la formation de l'être organisé dans la vésicule germinative. Il y a là le milieu convenable, les conditions de température fournies par l'incubation, l'humidité ; il y a quelques éléments anatomiques ; mais d'organisme, pas encore. C'est lui cependant qui se forme aux dépens des premiers éléments, cellules à noyaux et plasma, destinés à produire les organes. La vie, dit-on, y existe déjà; oui, sans doute, mais comment ? est-elle inhérente à ces éléments primitifs informes, amorphes, comme vous l'avancez? ou bien y est-elle comme cause formatrice? Vous dites à ce sujet : « la formation des corps organisés ou la naissance n'est pas une évolution de choses existantes, pas plus que la formation des molécules intégrantes... Toute naissance est une réunion de molécules intégrantes des principes immédiats qui se réunissent entre elles de manière à former un corps doué de caractères particuliers et susceptible d'évolution plus étendue. » (*Ch. Robin*).

Nous admirons en vérité cette définition de la naissance; nous entrevoyons ce gentil arrangement de molécules intégrantes, — vivantes déjà ou inertes, je ne sais, — qui se fait tout seul et s'accomode de manière à former un corps capable de se développer, par conséquent de vivre. « Ce corps, ajoute l'auteur, est l'ovule qui nait *spontanément* dans des conditions déterminées mais très complexes. »

Mais cette formation *spontanée* d'éléments anatomiques vivants, aux dépens de principes immédiats inertes, qui l'admettra de bonne foi ? ces conditions complexes exigées sont celles de nutrition et de développement d'éléments anatomiques au voisinage desquels d'autres sont produits. Mais cette condition, qu'est-ce autre chose qu'un organisme déjà doué de la vie ; et dès lors comment appeler *spontanée* la naissance de produits nouveaux ?

Il vous faut donc non-seulement un organisme, mais un organisme vivant pour donner naissance à vos éléments anatomiques; et vous appelez cela une simple condition de milieu ? nous comprenons que vous fassiez surgir ainsi de vos *molécules inertes* un élément vivant. Comment nous faire croire que la vie n'est pour rien dans ce travail ?

Il nous semble infiniment logique de réserver à celle-ci un rôle plus important et de la considérer comme cause formatrice, au lieu de la faire sortir, on ne sait comment, de l'arrangement moléculaire de particules inertes.

L'hypothèse qui nous occupe n'attache une si grande importance aux conditions de milieu, pour manifester la vie, qu'afin de pouvoir rejeter sur l'insuffisance de ces conditions tout ce qu'elle ne pourra pas expliquer par l'organisme seul ; et quand on voudra démontrer que l'organisation et le milieu, étant réunis, la vie ne s'en dégage pas nécessairement, elle répondra qu'il doit manquer quelque chose ou au milieu ou au corps organisé. Mais quoi ? quelque chose , dira-t-elle , d'inconnu qui échappe encore à nos moyens de recherches , mais que l'avenir, celui de demain peut-être, nous démontrera.

Ce langage assurément aurait bien de quoi jeter dans l'étonnement de la part d'une doctrine qui se nomme elle-même Positiviste et qui prétend n'admettre rien qui ne soit l'objet de démonstrations expérimentales : et la voici cependant avec nous devant l'inconnu. Elle s'efforce d'y échapper en voyant dans l'organisation et le milieu de quoi rendre raison des phénomènes de la vie; rien n'apparaît à ses sens au-delà de l'organisation et des conditions diverses d'humidité, de consistance de température; et la vie pour elle n'est que le résultat de l'arrangement des molécules de matière dans le corps organisé.

Nous avons vu tout à l'heure que l'état de vie est rangée au nombre des conditions de milieu nécessaires à la formation d'éléments organiques vivants; au prix de cette concession, une immense latitude reste au système pour l'explication de tous les faits autrement insolubles. Mais en laissant de côté la vie elle-même, elle ne fait qu'ajouter une inconséquence de plus à toutes celles qui ont été signalées déjà dans l'exposition de l'hypothèse précédente.

La doctrine qui définit la vie, « l'activité de l'organisme placé dans certaines conditions de milieu, ou la manifestation de propriétés inhérentes à la substance organisée» ne peut-être complètement séparée de celle qui la fait le produit ou le résultat de l'organisation. Pour toutes deux, la vie et l'organisation ne peuvent être isolées, les termes de phénomènes vitaux et de phénomènes organiques, de propriétés vitales et propriétés organiques demeurent complètement synonymes et conservent la même signification.

X

Interprétation des phénomènes de la vie *(Suite)*. — La vie a-t-elle pour cause un Principe adhérent à l'organisme ? — Rôle de la fécondation.

---

§. I. — La vie, nous croyons l'avoir démontré, ne peut être logiquement considérée comme le résultat de l'organisation ; les phénomènes, par lesquels elle se manifeste à nos sens, ne peuvent s'expliquer par l'arrangement moléculaire de la matière dans les corps organisés. On n'en peut rendre raison par de prétendues propriétés inhérentes à la texture de ceux-ci ; la matière, quelles que soient les formes et les combinaisons qu'elle subit, ne manifestent jamais de propriétés inhérentes, d'où puissent ressortir des phénomènes analogues à ceux de la vie.

On ne peut pas non plus arguer de notre ignorance pour concéder gratuitement à la matière, même organisée, des propriétés encore inconnues d'où dépendraient ces mêmes phénomènes. Nous nous croyons donc fondés à conclure qu'il existe dans l'être vivant quelque chose, qui n'est ni l'organisation elle-même, ni le résultat de l'organisation, qui, non seulement domine et commande les différents actes de la vie, mais aussi modifie incessamment et reproduit l'organisme, soit en totalité, soit isolément dans ses diverses parties. Il faut donner à ce quelque chose, à ce *quid ignotum*, le nom de cause ou Principe; car c'est de lui que dépend la vie de l'organisme; de même que, dans la reproduction des êtres, il est aussi l'agent formateur de l'organisation. On l'appelle aussi force ou puissance, car il est la raison des actes ou phénomènes de la vie, qu'il est rigoureusement impossible d'expliquer sans l'intervention d'un pareil agent.

Des causes analogues ont été admises, nous l'avons vu, pour expliquer quelques-unes des propriétés de la matière brute : on a supposé le phénomène de la pesanteur et de la gravitation, dépendant d'une cause générale s'exerçant sur les corps à la manière d'une force, l'Attraction

On a admis, comme cause des combinaisons chimiques de corps mis en contact, l'Affinité qu'on a considéré aussi comme une force.

Mais ces causes, ces forces, auxquelles on a assimilé celle d'où dépend la vie dans les êtres organisés, peuvent-elles êtres bien réellement considérées comme analogues à celle-ci L'essence de toutes est demeurée et demeurera, sans doute, constamment inconnue; mais si, pour les premières, on peut admettre qu'elles sont inhérentes à la nature de la matière brute, il n'en est pas de même des forces qui dominent la vie dans l'organisme.

Celui-ci, comme corps matériel, manifeste des phénomènes de gravitation, d'affinité, etc. Ce sont des conditions inhérentes aux corps bruts quels qu'ils soient ; on ne peut supposer ces corps existants sans elles. Mais en est-il de même des phénomènes de la vie dans les corps organisés ? Comme corps matériels ils ont les propriétés qui sont propres à leur existence même ; mais, comme corps vivants, ils révèlent des propriétés qui dépendent de la vie, et que l'organisation seule, nous le répétons, ne justifie pas.

Cherchons donc à démontrer que les phénomènes de la vie dépendent, d'une cause qui n'est pas une propriété inhérente à l'organisation ; que cette cause doit être considérée comme une force dominant l'organisation ; qu'elle ne peut-être assimilée à celles qui se traduisent dans les corps bruts par des propriétés spéciales et inséparables de leur existence.

§ II. — Mais considérons d'abord si nous ne trouvons pas, dans certaines conditions des corps bruts, l'existence d'une cause agissant sur eux à la manière de celle qui produit la vie dans les êtres organisés. Cette recherche nous fera mieux comprendre, peut-être, le mode d'action de la cause de la vie, la condition de ses rapports avec l'organisme.

Entrons dans un de ces immenses ateliers industriels où le génie de l'homme est parvenu à donner aux machines une puissance dont la prodigieuse étendue nous étonne et nous confond. Considérons les diverses parties qui composent ce grand appareil. Nous voyons d'abord une combinaison de rouages qui s'adaptent au moyen d'engrenages ou par simple contact ; tout est constitué pour marcher de concert et de manière à ce que le mouvement de l'une des roues est communiqué à une autre, de celle-ci à une troisième, etc.

Ce mouvement, bien qu'uniforme à son origine, présente de grandes variétés dans les diverses parties : là circulaire, plus loin il a une autre forme ; Ici lent, là bas plus rapide ou d'une extrême vitesse ; d'un côté régulier et continu, de l'autre intermittent, saccadé.

Remontons cependant à la première de toutes ces machines, allons au cœur; c'est une vaste roue et un corps de pompe. On voit bien que toutes ces parties, si variées de forme et de structure, qui se touchent par quelque point, sont faites pour se mouvoir les unes par les autres.

Mais elles sont en repos. Que manque-t-il cependant? N'ont-elles pas une structure adaptée à un usage ? Ne sont-elles pas organisées ? Ne sont-ce pas des instruments? Le milieu qu'il leur faut pour marcher, leur manque-t-il ? C'est l'espace, la liberté : il n'y a nul frein, nul obstacle ; c'est encore l'huile qui adoucit les frottements des pivots, des engrenages, partout où il doit y avoir glissement ; voilà les conditions de milieu Pourtant rien ne se meut ; que manque-t-il donc ?

Soyons attentif ; nous voici devant un cylindre creux dans lequel un piston, d'une structure compliquée, est destiné à le parcourir librement, mais en conservant avec ses parois un contact parfait. Un tube étroit communique avec le corps de pompe ; un homme ouvre un robinet adapté à ce tube, et voilà tout-à-coup le piston en marche Il s'élève et s'abaisse, d'un mouvement régulier et continu.

Voilà qu'en même temps toutes les machines, si compliquées qu'elles soient, se meuvent, s'agitent en mille sens divers et produisent toutes les merveilles que nous savons.

Qu'est-il donc arrivé ? qui a donné l'activité à ces rouages si admirablement combinés et cependant immobiles naguère ? C'est une Force sous forme de vapeur.

On dira peut-être que cette force est un corps ; c'est de la matière. Oui, c'est de la vapeur d'eau ; mais elle n'agit pas ici comme matière, elle agit comme force. Elle ne constitue pas la machine ; elle n'est pas non plus dépendante des milieux, elle leur est étrangère.

Maintenant toutes ces machines marcheront tant que la force qui les meut continuera de s'exercer ; tout s'arrêtera dès que la force fera défaut. Si quelque partie se brise, la force agissant toujours, le travail des machines continuera, mais seulement jusqu'au point d'interruption.

L'usure de certaines parties rendra leurs mouvements irréguliers ou plus difficiles ; si c'est le piston qui en est le siége, le mouvement de toute la machine se trouvera ralenti. Un obstacle plus fort que les machines les brisera ; si celles-ci l'emportent, il sera nul ou n'opposera que de faibles entraves ; mais la force, toujours la même où variant d'intensité, ne dépendant pas de l'organisation des machines, se manifeste aussi bien dans le désordre et l'irrégularité des mouvements ; et ceux-ci révèlent alors des altérations dans la structure ou des dérangements dans les rapports respectifs des diverses parties.

Considérons encore un autre appareil bien connu, qui peut aussi nous donner l'idée de l'intervention d'une force dans l'activité des machines.

Tous nous connaissons la structure et le mécanisme d'une montre ; tous les rouages ou cylindres sont organisés pour se mouvoir les uns par les autres avec une vitesse fort inégale dans les différentes parties ; mais, la disposition, l'arrangement respectifs des pièces diverses ne suffisent pas à produire le mouvement ; il faut une force, c'est la tension du ressort qui la donne.

Le mouvement se continue tant que la tension s'exerce assez puissante. Un obstacle dans quelque point entrave le mouvement, mais la force ne cesse pas son action, bien que rien ne la révèle, sinon le retour de l'activité aussitôt l'obstacle enlevé ou vaincu. Remonter une montre, c'est rendre au ressort sa tension, c'est reproduire la force

Le ressort n'agit pas ici comme organe matériel; il agit comme force; il fait bien partie de la montre, mais sa tension, qui constitue la force, n'en fait pas une condition organique. La tension du ressort fait partie intégrante de la montre en mouvement ; de même que dans notre appareil industriel exposé tout-à-l'heure, la pression de la vapeur faisait partie inégrante de la machine en mouvement.

La distinction que nous établissons ici est de la plus haute importance, et il est essentiel de ne la jamais perdre de vue.

Voici, sur une table unie et parfaitement horizontale, une bille également polie et bien ronde, une bille de billard, par exemple; elle est immobile, en équilibre et n'a nulle tendance à dévier d'aucun côté.

On dira tout ce qu'on voudra de l'activité de la matière, de ses propriétés dynamiques; notre conviction sera difficilement ébranlée devant l'évidente immobilité d'un corps brut qui demeurera dans cet état tant qu'une impulsion quelconque ne viendra pas lui communiquer le mouvement.

— Nous laissons la responsabilité de leur inconséquence à ceux qui veulent bien concéder à la matière brute des propriétés dynamiques et une activité incessante, qui ne peuvent être un objet d'observation, après avoir admis que dans la science il ne faut accepter comme vrai que le témoignage de démonstrations expérimentales. —

Que ce corps soit une bille ou un atôme, pour le faire sortir de son éternelle inertie, il faut lui imprimer un mouvement. Je donne à cette bille un choc et aussitôt elle se meut. Qu'est-ce donc pour la bille que ce choc? C'est une force.

On ne dira pas assurément que cette force tient à la structure, à l'arrangement moléculaire de la bille; car, pourquoi tout-à-l'heure demeurait-elle immobile? Mais cette force fait partie de la bille en mouvement et cessera de lui appartenir quand celle-ci retrouvera le repos. La voici de nouveau immobile; la force n'y est plus.

Ces notions préliminaires ne seront pas, croyons-nous, considérées comme inutiles ; elles nous faciliteront l'étude qui va nous occuper, de l'intervention des forces dans l'activité des corps organisés. Nous voyons déjà que dans le règne inorganique toute manifestation d'activité dépend de l'exercice de forces qui ne sont, nulle part, inhérentes à la composition et à la structure des corps.

Pourrons-nous plus logiquement admettre des forces inhérentes aux corps organisés? Telle est la question à examiner.

Voici un animal qui, il n'y a qu'un instant, manifestait la vie. Il est maintenant inerte et immobile.

Quel changement a pu s'opérer dans la structure de ses parties? Les organes sont les mêmes, les tissus n'ont pas eu le temps de s'altérer; les éléments anatomiques, auxquels, dit-on, doit s'attacher l'idée de la vie, n'ont subi aucune dissociation ; l'animal est le même quant à l'organisme.

Les conditions de milieu sont aussi demeurées les mêmes ; la combinaison des liquides et des solides n'a pas variée non plus.

Evidemment il ne manque à cet organisme qu'une force qui mettait naguère en jeu ces organes et qui fait défaut en ce moment.

Sans doute des causes multiples, qui échappent à nos appréciations, peuvent entraver les manifestations de la vie ; il faut reconnaître que des altérations nombreuses plus ou moins graves, soit dans les solides, soit dans les liquides, peuvent se produire et modifier les phénomènes d'activité dans l'organisme. Nous voyons ici ce qui se passe dans les machines, où une altération de quelque partie entraîne l'immobilité au-delà et permet encore l'activité et le mouvement jusqu'à elle.

Quelle que soit la gravité de ces lésions, vous aurez bien alors des troubles fonctionnels, mais la cessation même de la vie, ne sera jamais que le produit de la séparation, d'avec l'organisme, des forces qui le dominaient.

La mort, d'ailleurs, qui peut souvent s'expliquer par des altérations graves dans les organes, advient bien aussi quelquefois en l'absence de toute lésion, sous l'influence de causes qui agissent, pensons-nous, sur le système nerveux, instrument immédiat de la puissance vitale.

Dans ce cas, les investigations les plus délicates ne nous font pas constater le moindre désordre, et nous laissent étonnés devant un cadavre que la vie devait, ce semble, conserver encore longtemps.

Il nous paraît donc impossible de concevoir la vie sans l'intervention d'une force étrangère à l'organisme, alors que toute matière brute nous apparaît incessamment soumise à l'empire de forces indépendantes de sa structure et de ses combinaisons moléculaires.

§ 3. — Mais si on doit admettre la nécessité d'une force pour manifester la vie dans l'organisme produit, on doit la reconnaître aussi indispensable pour la formation même de l'organisme.

L'hypothèse de l'arrangement moléculaire, celle des conditions dites de milieu, ne parviendront jamais à expliquer la formation d'un être organisé.

On a beau dire que l'ovule des mammifères ou la cicatricule de l'œuf des oiseaux est déjà un corps organisé formé d'éléments anatomiques, cellules et plasma; on n'expliquera jamais comment cette vésicule va former des organes et bientôt tout un animal vivant, si on ne suppose là l'existence d'une force étrangère d'où dépend l'activité et la vie.

Il y a, pour le germe ou l'œuf des êtres vivants, deux phases bien distinctes dont il importe de considérer avec soin les conditions :

1° Détaché de l'organe au sein duquel il s'est développé, l'ovule demeure pendant un certain temps séparé de l'organisme, libre dans les voies qu'il doit parcourir; si, dans cet état, nulle cause nouvelle n'intervient, les modifications intimes qu'il subit s'arrêtent bientôt, et tout est fini.

2° Ou bien une autre influence s'exerce; l'ovule reçoit de la fécondation des éléments nouveaux, et, de leur combinaison, résulte un produit qui devient bientôt le siége d'un travail dont le premier n'avait manifesté aucune trace.

Mais, dans le germe fécondé, la vie ne se manifeste pas toujours immédiatement par cette activité qui préside à la formation du nouvel organisme. Il faut encore l'intervention, pour l'œuf, de l'incubation, pour la graine, des conditions de milieu nécessaires à la germination.

Le produit de l'ovaire ou l'œuf, avant la fécondation, n'est autre chose qu'un germe; c'est une substance amorphe apte à recevoir la vie; c'est le champ de la vie. Ce n'est pas un organe, mais seulement un produit formé et développé dans un organisme vivant. Lui-même est vivant; il participe de la vie générale comme tous les produits adhérents à l'organisme. Ce produit, ou plutôt ce fruit, à un moment donné, se sépare.

Mais alors, est-il encore vivant? Oui, pendant quelque temps, ce produit demeure vivant. Le fait est prouvé par le travail intime dont il est l'objet et qui s'opère également dans l'œuf féconde comme dans celui qui ne l'est pas.

Quelques-unes des modifications subies alors sont admises par tous les Physiologistes; d'autres, telles que la segmentation du vitellus et la condensation des cellules blastodermiques, reconnues par quelques observateurs, appellent encore, pour être adoptées, de nouvelles observations; mais par-delà plus rien: l'activité de l'ovule infécond s'arrête, et bientôt il meurt.

Advienne, au contraire, à cet instant, le contact du fluide fécondant, aussitôt, tout change: une modification organique peut immédiatement avoir lieu et, dès lors, l'activité se manifester, ou exiger encore de nouvelles conditions spéciales (l'incubation), qui ne donnent pas la vie assurément, mais sont nécessaires à son évolution subséquente. Dans ce dernier cas, la vie est dite latente;

son existence ne peut être révoquée en doute, mais trop faible, ce semble, elle doit recevoir, de certaines conditions spéciales, un réveil de sa force qui la rende capable de développer un organisme complet.

Des auteurs se contentent d'ordinaire d'accorder à l'œuf fécondé et séparé de l'organisme qui l'a produit, une simple faculté germinative, une aptitude à vivre; mais entre toutes les raisons mises en avant pour démontrer cette simple faculté éventuelle, il n'en est aucune qui ne tende bien plus logiquement à faire admettre la présence de la vie latente.

» Le but de cette aptitude, dit Burdach, est évident. Sans elle, le développement des œufs pondus ne serait pas possible. Tandis que l'œuf, qui reste dans le corps de la mère, y trouve toutes les conditions de son développement ultérieur; ces conditions ne se trouvent pas préparées d'avance pour l'œuf pondu au dehors, et il s'écoule souvent un long espace de temps avant que son développement puisse avoir lieu. » (Tom. 2. P. 359).

» Les oiseaux ne commencent à couver que quand ils ont complété le nombre d'œufs à maturité qui doivent faire partie d'une couvée; et l'œuf pondu le premier doit conserver sa faculté germinative jusqu'à ce qu'il soit soumis l'incubation en même temps que l'œuf pondu le dernier. Les œufs de certains animaux sont pondus à une époque de l'année où ils ne peuvent pas se développer; mais ils conservent leur aptitude jusqu'à la prochaine saison favorable. Au contraire les œufs pondus dans un temps où se rencontrent les conditions nécessaires à leur entier développement, comme ceux des batraciens, ne possèdent pas une faculté germinative de longue durée, ils n'en ont pas besoin. La plante, qui n'a pas, comme l'animal, la faculté de chercher ou de faire naître les conditions convenables au développement de son germe, fournit des produits fécondés qui conservent bien plus longtemps cette aptitude.

« Presque toutes les graines sont aptes à la germination pendant plusieurs années ; tandis qu'aucun œuf animal ne peut conserver aussi longtemps l'aptitude à se développer. »

Il importerait bien de connaître les raisons qui appuyent cette assertion de la simple faculté germinative dans les germes fécondés ; il nous semble qu'on pourrait, avec tout autant sinon plus de raison, admettre alors l'existence de la vie. Nous verrons plus loin d'ailleurs que, dans ces œufs et ces graines, il s'opère un travail intime particulier qui révèle autre chose qu'une simple aptitude à vivre.

« Le développement de l'œuf est la manifestation de sa vie ; mais les circonstances extérieures, telles que la chaleur, l'eau et l'air ne peuvent animer la matière, ni lui donner la faculté de se développer organiquement ; elles ne font que lui en fournir l'occasion et l'exciter à développer cette faculté La fécondation procure donc à l'œuf l'aptitude à vivre, ou la faculté de produire les phénomènes de la vie lorsque certaines conditions extérieures viennent à agir sur lui. »

Cette aptitude ou faculté vitale nous semble bien près

d'être la vie elle-même, et je ne vois pas, en vérité, ce qui empêche d'admettre dans l'œuf la vie réelle, Nous trouverons tout-à-l'heure des arguments péremptoires en faveur de notre opinion.

Mais en quoi consiste la persistance, pendant un certain temps, de cette aptitude à vivre? Dans quel état se trouve l'œuf pendant ce temps?

Nous allons suivre encore un instant Burdach, dans les développements qu'il donne à l'examen de ces questions, et nous nous trouverons à la fin bien étonnés de voir, qu'après avoir refusé d'abord à l'œuf fécondé la vie réelle, pour ne lui attribuer qu'une simple faculté éventuelle ou aptitude à vivre, il conclut avec nous à la présence de la vie, alors même qu'elle ne se traduit à nos sens par aucune manifestation.

« Deux cas, dit-il, peuvent avoir lieu : ou l'aptitude à vivre se rattache uniquement à la constitution matérielle, à la composition de l'œuf, et celui-ci est sans vie tant que les conditions extérieures ne l'ont pas métamorphosé de telle sorte que la vie se manifeste actuellement en lui ; ou bien, il jouit déjà de la vie, et c'est elle qui lui communique sa composition et sa forme, comme condition nécessaire du développement. »

Nous devons remarquer ici que Burdach n'apporte aucun fait qui se rattache à la première des deux conditions qu'il vient de poser ; et pour ne pas s'étonner d'une assertion aussi étrange, il faut se rappeler les idées soutenues par l'auteur à propos des générations spontanées. Il admet en effet l'hétérogénie, non seulement pour les espèces les plus infimes de l'organisation, mais aussi, dans certaines conditions, pour des organismes fort compliqués et se rattachant même à la grande classe des vertébrés. Si on prétend en effet qu'un organisme apte à vivre demeure sans vie, jusqu'à ce que les conditions extérieures l'aient métamorphosé de telle sorte qu'il puisse manifester la vie; si ces conditions extérieures ne sont pas la fécondation, on ne pourra jamais admettre que la vie puisse être donnée par aucune autre condition extérieure, à moins, comme je l'ai dit, qu'on ne veuille formellement soutenir l'hétérogénie.

« Dans le deuxième cas, on admet que l'œuf jouit de la vie, et c'est d'elle que dépendent la composition et la forme de l'organisme. »

Nous passerons en revue les différences qu'il signale entre la simple aptitude à vivre et la pleine vitalité de l'œuf

« Il semble, dit-il, qu'il n'y a, entre ces deux conditions, qu'une simple différence de quantité. Si les conditions de la chlaeur et de l'humidité sont nécessaires aux manifestations de la vie, elles ne sont pas moins indispensables pour maintenir, dans les germes, l'aptitude à la vie. Cette aptitude cesse quand nous enlevons aux œufs toute l'eau de composition qu'ils renferment; quand, par exemple, nous laissons des œufs de grenouilles, de poissons, d'écrevisses, exposés à la sécheresse pendant quelques jours; elle cesse également quand on couvre l'œuf de cire ou d'huile, de manière à ce qu'il soit soustrait entièrement à l'action de l'air. Une certaine température est nécessaire de même à son maintien : les œufs de grenouilles peuvent rester plusieurs heures dans une glacière sans perdre leur faculté de se développer; mais quelques journées de séjour les en privent à jamais. La congellation du mucus qui les entoure détruit en eux la vie.

« La durée de l'aptitude à vivre se rattache en général aux conditions chimiques ; elle est en proportion inverse de la facilité à se décomposer, de manière que l'œuf des animaux est plus décomposable que celui des plantes. »

Cependant Burdach fait remarquer que cette constitution chimique de l'œuf est un produit de la vie et que, comme telle, elle correspond au temps dans lequel doit avoir lieu le développement.

Ensuite la composition chimique n'explique pas toujours les différences de la durée d'aptitude à vivre ; elle ne rend pas compte, par exemple, de ce qui fait, qu'il faut un an pour enlever cette faculté aux glands et au café, deux, pour en priver l'orge, quatre, le froment, dix, la vesce, quinze, la graine de lin

Nous pouvons bien anéantir l'aptitude à vivre dans l'œuf par des influences chimiques, mais il ne s'en suit pas que cette aptitude elle-même naisse uniquement des conditions chimiques. De même, l'aptitude de l'œuf à vivre disparaît sous des influences dont nous ne saurions démontrer l'action chimique, par exemple, sous celle d'une commotion électrique ou d'une simple succussion. Les œufs de poule, qui ont été transportés sur des voitures, sont rarement bons à être couvés, et ceux de faisans doivent être transportés à la main, quand on veut les faire couver ailleurs avec quelque chance de succès.

La vie se manifeste partout comme une activité, mais l'œuf, apte à se développer, ne laisse apercevoir en lui aucune activité, c'est-à-dire aucun changement de qualité. Nous remarquons aussi que dans les végétaux inférieurs, la vie ne se révèle non plus par aucun acte appréciable aux sens. Ainsi quand la vie se trouve réduite au minimum, sa manifestation peut être latente sans qu'elle cesse d'exister.

« Mais ce qui prouve que, dans l'œuf non couvé, cet infime degré d'activité manifeste bien réellement la vie, c'est qu'il faut un certain degré de chaleur, une certaine quantité d'air et d'eau pour qu'il conserve les conditions nécessaires à un développement ultérieur plus rapide sous l'influence de l'incubation. Ainsi l'œuf ne cesse jamais d'exhaler, alors même qu'il n'est pas soumis à l'incubation ; et tout porte à croire qu'en même temps qu'il abandonne certaines substances à l'atmosphère, il lui en emprunte d'autres : un œuf de poule perd chaque jour plus de 5 centigrammes de son poids, de sorte qu'après avoir été conservé un mois sans incubation, il se trouve plus léger qu'au moment de la ponte d'environ 1 gramme 75.

» Certaines graines, celles de lin et de melon, par exemple, donnent des plantes d'autant plus robustes qu'elles germent plus tard ; elles se perfectionnent donc pendant le repos, et les modifications qu'elles subissent ne peuvent consister qu'en une continuation de développement dépendante de l'activité vitale.

» En soustrayant les graines à l'influence du degré

d'aération, de chaleur et d'humidité, qui pourrait les déterminer à germer, on les maintient ainsi au plus bas degré possible de vitalité, et elles conservent alors plus longtemps leur aptitude à germer. Ainsi, on a vu des graines de melon conserver leur faculté germinative au bout de cinquante ans, des graines de cassia-fistula, au bout de cent ans, et même du blé de Turquie, au bout de trois siècles.

» L'œuf apte à se développer jouit de la faculté, spécialement dévolue aux corps vivants, de maintenir sa propre température jusqu'à un certain point contre l'influence de la chaleur et du froid du dehors. Un œuf de poule, susceptible d'être couvé, ne gêle pas encore quand l'eau dans laquelle il est plongé entre en congellation. Il ne gêle qu'à huit degrés au-dessous de zéro et au bout d'une heure trois quarts ; tandis que cinq quarts d'heure suffisent à l'œuf frappé de mort. La température du premier monte de dix-huit à trente-six degrés en six minutes dans l'eau chaude, tandis que celle du second s'élève de dix-huit degrés à quarante-cinq pendant le même espace de temps.

» La diversité de ces circonstances prouve que ce n'est pas un changement matériel déterminé, mais seulement l'*anéantissement de la vie* qui détruit l'aptitude à maintenir la température dans de certaines limites, et que par conséquent cette aptitude repose sur une activité vivante. » (*Burdach*, t. II. p. 262 *et suiv.*)

Il serait superflu, croyons-nous, d'ajouter la moindre remarque à ces observations ; on voit, qu'après avoir admis d'abord que l'œuf et la graine fécondés ne doivent pas être considérés comme doués de la vie, mais seulement d'une simple aptitude ou faculté germinative qui permet, sous l'influence de l'incubation, le développement des manifestations de la vie, Burdach finit par reconnaître, dans cette condition de l'œuf, une vie réelle, mais se manifestant au minimum de son activité.

Il est donc évidemment démontré, par les faits qui précèdent, que l'œuf fécondé qui n'a pas subi l'influence de l'incubation est doué de la vie ; mais que celle-ci, manifestée au plus bas degré de sa puissance, ne se traduit que par une activité latente, insensible, mais réelle ; que, dans cette condition, l'œuf, de même que l'animal, peut perdre la vie, et, comme nous l'avons vu, sous l'empire de causes d'autant plus faibles, que la puissance vitale se trouve réduite à ses dernières limites d'activité. L'œuf frappé de mort se trouve alors dans les conditions de celui qui n'a pas subi l'influence de la fécondation.

La fécondation est donc la cause qui communique la vie au produit destiné à la formation d'un nouvel être.

§ 4. — Mais n'arrive-t-il pas quelquefois que ce produit, à un moment donné, soit privé de la vie et ne possède qu'une simple aptitude à la recevoir ?

Nous faisons allusion ici au court intervalle écoulé entre le moment où l'ovule, sorti de l'ovaire et entouré d'une couche albumineuse, chemine à travers les trompes, ou bien y séjourne quelque temps et, dans certains cas, se trouve expulsé au dehors ; et celui où il éprouve le contact du liquide fécondant. Rien ne démontre assurément que, pendant cette période, l'ovule ait cessé de vivre et qu'il reprenne vie par le fait de la fécondation. Celle-ci, vraisemblablement, ne donne pas la vie à ce qui était mort.

On peut admettre que les produits des deux sexes ne jouissent isolément de la vie que pendant un certain temps après leur séparation de l'organisme; mais, inaptes à la conserver dans cet état, ils développent, au moment de leur contact, une force nouvelle capable de se manifester par la production de l'être nouveau.

La vie, isolée dans les produits avant la fécondation, se démontre par l'activité des éléments fournis par le mâle, pendant quelque temps après leur expulsion : les spermatozoïdes, en effet, ne cessent de manifester l'activité qu'un certain temps après leur isolement de l'organe générateur ; on sait même des conditions qui leur permettent de conserver cette activité pendant un temps plus ou moins long.

Il est, ce semble, aussi rationnel d'admettre, pour le produit femelle, la persistance de la vie au dehors pendant quelque temps : on sait que la disparition de la vésicule germinative dans l'ovule, la segmentation du vitellus sont des phénomènes indépendants de la fécondation.

Les œufs de poissons et ceux de grenouilles dont la fécondation n'est opérée qu'après la ponte, seraient donc vivants pendant quelque temps; et la couche albumineuse épaisse, qui les entoure alors, les conserve au dehors dans des conditions identiques à celles où se trouvent les mêmes produits dans les trompes ou oviductes où doit avoir lieu la fécondation.

Ces œufs peuvent mourir et perdre, par suite, la faculté d'être fécondés ; de même que le fluide qui ne contient plus de spermatozoïdes vivants, est devenu impropre à la fécondation.

On s'est demandé si le phénomène de la fécondation, ou le contact immédiat de deux produits dissemblables, donnant lieu à des combinaisons nouvelles, ne devait pas être assimilé au fait d'affinité chimique dans la combinaison de corps bruts.

Il faut le reconnaître, il y a entre ces deux actes quelques rapports ; mais l'affinité chimique, qu'est-ce qu'autre chose qu'une force ou cause d'activité ? Il n'est pas possible cependant d'y assimiler la vie.

Dans la combinaison chimique l'activité s'éteint à l'instant même ; une fois le corps nouveau produit, c'est fini. Il ne conserve ensuite sa forme que par la cohésion de ses éléments chimiques, et ne manifeste plus aucune activité, tant que de nouvelles causes n'en viennent pas déranger l'équilibre.

Dans le corps vivant, au contraire, l'activité une fois manifestée, demeure incessante; elle y développe des organes qui n'existaient pas naguère, et en constitue un organisme complet qui se conservera par la continuité des mouvements plastiques et par la permanence de la force qui lui a donné naissance.

« L'activité plastique dans les corps inorganiques, dit Burdach, est un éclair ; tandis que, dans les corps organisés, c'est une flamme qui, parce qu'elle continue de brûler tranquillement et qu'elle brille sans interruption, semble être alimentée sans cesse par les mêmes substances, tandis qu'en réalité elle ne dure qu'à la condition d'être entretenue par des substances nouvelles en remplacement des anciennes qui s'échappent. »

Nous avons vu qu'on paraît attacher grande valeur, pour faire considérer la vie comme résultat de l'organisation, aux difficultés de comprendre, dans toute autre hypothèse, le fait du retour à la vie dans les cas de mort apparente, à la suite d'asphyxie par submersion ou par strangulation, ou de celle des nouveaux-nés, etc.

Nous reconnaissons tout ce qu'a de spécieux l'argumentation de ceux qui soutiennent que, tant que l'organisme n'a pas subi d'altération grave, soit dans les solides, soit dans les liquides, la vie, qui ne serait qu'un résultat de leur arrangement moléculaire, peut se montrer de nouveau après avoir cessé quelque temps.

Nous demanderons pourquoi, si l'organisme est demeuré apte à vivre, il a cessé quelque temps de manifester cette condition ; on admet sans doute qu'il y a eu alors une altération fugace, légère, qui s'est réparée ensuite.

Nous trouvons la solution du fait infiniment plus logique en admettant la vie principe, plutôt que résultat. Remarquons que, dans la plupart des cas où la mort apparente s'est prolongée même assez longtemps, la vie, on l'a reconnu, n'avait pas cessé dans les organes les plus importants : si le cœur n'était plus le siége de battements perceptibles, il était animé du moins de mouvements capables de donner au sang une impulsion inappréciable mais réelle ; la fluidité de celui-ci s'était maintenue ; certains phénomènes importants de la vie, tels que la calorification, un faible degré d'absorption, n'avaient pas cessé de subsister.

Dans l'asphyxie des nouveaux-nés, tant que les battements du cordon subsistent, on peut espérer le retour à la vie ; mais quand ils ne sont plus perceptibles, le cœur cessant aussi de battre, l'espoir demeure très faible, s'il n'est pas complètement perdu.

Devant l'incertitude de la plupart des signes de mort, qui oserait affirmer que, dans tel cas donné, la vie a disparu complètement de l'organisme?

— Il n'est jamais entré dans notre pensée de remonter à l'essence de la cause qui produit la vie dans les corps organisés, et aucun de ceux qui considèrent, comme une force étrangère à la matière, la cause de la vie, ne prétendent atteindre à la connaissance de sa nature.

Nous avons voulu seulement démontrer que cette cause, est fort différente des propriétés admises comme inhérentes à la matière ; et, quelle que soit la manière d'être de celle-ci, la combinaison, l'arrangement moléculaire de ses parties, il n'en ressortira jamais de facultés analogues à celles qui président à la vie. —

La matière, dans les corps vivants, subit des changements continuels ; et ces modifications incessantes sont le fait de la vie.

Bien qu'étant le substratum de la vie, la matière, par

ses transformations continuelles, n'acquiert pas, à proprement parler, une existence permanente ; mais ce qui a bien plutôt le caractère de la stabilité, c'est l'activité, la force d'où dépend la forme des corps.

« Dans le règne organique, dit Cuvier, les formes sont plus essentielles que la matière ; elles sont constitutives de l'organisme ; la matière n'en est que le véhicule dans lequel s'exprime la force. La forme est la chose principale, la matière ou son arrangement, n'est que l'accessoire. Au contraire, dans le monde physique ou chimique, le mélange est la chose principale, la forme est accessoire ou indifférente. »

« Ce qu'il y a d'essentiel dans un être, dit Burdach, ce qui en fait le fond, porte le nom de *substance*, et ce qui est variable, ce qui n'apparaît en lui que comme attribut sujet à changer reçoit celui *d'accident* : dans les corps organisés, l'activité ou la vie est la *substance*, et la matière de l'organisation est *l'accident*. »

La forme, remarquons-le, est ce qu'il y a de plus dépendant de la force organisatrice. Comment après cela la subordonner à l'arrangement moléculaire de la matière organisée ? et la cause de l'organisation où est-elle ?

Mais la part faite aux propriétés physiques et chimiques de la matière brute, dans les phénomènes de l'organisme vivant, est-elle suffisante ? et parmi les actes considérés comme dépendants de la vie, n'en est-il pas qui sont uniquement le résultat des combinaisons opérées en vertu des forces d'affinité qui dominent les opérations chimiques ? et s'il en est ainsi, les phénomènes prétendus vitaux, qui semblent demeurer encore au dehors des lois physiques et chimiques, ne peuvent-ils pas être considérés comme destinés à rentrer un jour sous l'empire de ces mêmes lois ?

Nous devons le reconnaître, le domaine des lois physiques et chimiques a été étendu, dans ces derniers temps, sur des actes de l'organisation que, jusque-là, on avait cru devoir considérer comme dépendants des lois de la vie; mais ce fait, résultat des recherches de notre époque, a entraîné parfois à des déductions bien plus larges que ne comportaient les témoignages de l'investigation expérimentale, en même temps qu'il a jeté dans la science une audace prétentieuse, à l'endroit des phénomènes de la vie, audace que rien assurément ne vient justifier.

Tout corps vivant, en sa qualité de corps, a de commun avec les corps sans vie de posséder comme eux les caractères généraux de la matière. Les propriétés de celle-ci n'en sont donc jamais séparées, mais se trouvent d'ordinaire puissamment modifiées par le mode de combinaison propre à ces corps. Les phénomènes qui résultent de la structure de la consistance des diverses parties, l'élasticité des tissus, par exemple, la pesanteur, la cohésion, dépendent des lois physiques.

Il y a, par suite de la structure intime de certains tissus dans les appareils de la vue et de l'ouïe, des faits dont les lois de l'optique et de l'acoustique permettent une explication toute rationnelle.

Bon nombre de combinaisons accomplies dans l'organisme : les modifications subies par les substances ingérées dans ses diverses cavités, dans les voies digestives, par exemple, peuvent ne pas différer de celles qui s'opèrent, au contact des mêmes subtances, au sein de nos vases inertes ; il faut reconnaître aujourd'hui que, dans l'acte de la digestion, il est une série de phénomènes qui s'accomplissent en vertu de la loi des combinaisons chimiques ; et le phénomène si important de la production de la chaleur dans tous les êtres vivants pourrait aussi avoir pour point de départ ces mêmes phénomènes de combinaison intime.

Mais, après avoir fait la part bien large, dans les phénomènes physiologiques, aux forces physiques et chimiques, il en reste un bon nombre encore qui échappent à ces divers domaines, et qu'il n'est pas possible d'expliquer autrement que par l'admission de forces étrangères à celles qui dominent les corps inorganiques.

Les phénomènes d'absorption, de secrétion et de nutrition, échappent à toute explication ressortant des lois chimiques et physiques. On fait bien intervenir ici l'imbibition endosmotique qui est une force toute physique ; mais il n'est pas possible d'expliquer par elle les actes intimes et les caractères si variés de ces diverses fonctions, soit dans leurs conditions normales, soit dans les troubles qu'elles présentent.

Malgré la délicatesse extrême des investigations microscopiques, on est loin d'être d'accord sur la forme et la structure des parties qui servent à ces divers actes fonctionnels; et l'examen le plus attentif ne peut faire discerner des différences organiques en rapport avec les diverses espèces de secrétion, non plus qu'avec la nature variée des produits de l'absorption.

Le travail intime qui s'opère au sein des organes a pour but la composition et la décomposition des parties, sans qu'il s'y manifeste la moindre altération ; tandis que l'action chimique sur les corps organisés ne peut avoir lieu que lorsqu'ils sont détruits et ont perdu leur état organique.

Il y a donc dans les actes physiologiques autre chose que des phénomènes dépendants des lois physico-chimiques.

L'admission d'une force spéciale comme cause de la vie, n'implique donc pas, nous le répétons, la notion de cette cause quant à son essence ; nous reconnaissons comme tout le monde qu'elle est et demeurera toujours inconnue dans sa nature intime. Nos antagonistes déclarent aussi considérer cette cause comme inaccessible à toute démonstration expérimentale et devant demeurer, par suite, en dehors de nos recherches.

Nous ne cherchons pas non plus à connaître l'essence de la vie ; nous nous contentons d'en constater l'existence comme force et d'admettre la nécessité de son intervention dans l'explication des actes vitaux ; tandis qu'eux, aboutissent à l'aveu implicite que cette cause n'existe pas, qu'il n'y a que l'organisme seul, dont la vie est le produit.

XI.

De l'origine de la vie.

Examen de l'hypothèse des générations spontanées.—Génération des animalcules infusoires. — Conditions de leur développement.

Pour cette question, comme pour toutes celles agitées devant nous jusqu'ici, nous rechercherons d'abord dans l'observation les moyens de la résoudre.

Ce qui se passe incessamment sous nos yeux démontre que la vie est communiquée. Tous les êtres organisés végétaux et animaux reçoivent la vie d'êtres semblables. Mais la science, qui, malgré ses tendances positivistes, veut parfois aller au-delà du témoignage des sens, se demande s'il en a toujours été ainsi ; si, remontant dans le passé, la vie n'a pas eu d'autre source ; si, à l'origine, sous l'empire de conditions spéciales, elle ne s'est pas spontanément produite. De là des questions d'une portée immense ; des hypothèses d'abord timides, embarrassées, qui ont revêtu, dans l'esprit de leurs auteurs, les ombres du possible, puis les couleurs de la vraisemblance, et enfin les traits de la réalité.

L'observation, limitée d'abord aux faits ordinaires qui frappent nos sens, est descendue bientôt à l'investigation des êtres les plus infimes et posés les plus bas dans l'échelle organique. Là aussi, elle a vu la vie produite et communiquée de la même manière que dans les organismes élevés ; mais, parmi ceux que nos sens peuvent à peine apercevoir dans l'état adulte, et dont la vie parcourt ses phases avec une vitesse qui nous confond, on n'a pas toujours saisi le mode de communication et on a pu croire, dans ces êtres si simples de structure, ce semble, la vie spontanément produite.

Ici commence le voyage dans les champs de l'hypothèse, et l'émission de théories plus ou moins brillantes, légères ou sérieuses, dont le moindre défaut est de ne reposer sur rien.

§. I. — La doctrine des générations spontanées est du nombre de ces questions qui ont le privilége de surgir par intervalles dans la science et de susciter toujours un débat contradictoire. Cette doctrine, en effet, remonte à la plus haute antiquité et constituait une erreur généralement répandue chez les anciens. Elle était la base des théories d'Epicure sur l'origine des choses ; et Aristote, sans pousser aussi loin son intervention, admettait cependant que tout corps sec qui devient humide, et tout corps humide qui se sèche, produit des animaux. Il faisait provenir plusieurs poissons du limon et du sable ; les chenilles, des feuilles vertes; les poux, de la chair; les puces, de la fermentation des ordures, etc., Enfin, tous les animaux dont la génération lui était inconnue, il les faisait naître des endroits où on les trouve. Il attribuait la puissance formatrice à la chaleur, à l'air, à l'humidité, jouant le même rôle que les humeurs et la chaleur animale, dans la génération par sexes.

Le moyen âge, qui tenait toute sa science des écrits d'Aristote, ne pouvait guère, sur ce point, se séparer de son grand maître ; et c'était une doctrine généralement admise alors, que les animaux les moins parfaits étaient engendrés par la putréfaction.

Ce ne fut que plus tard, que des observations précises vinrent, sur ce sujet, dissiper les erreurs reçues de l'antiquité. Harvey l'un des premiers, contribua, par ses travaux sur la génération, à ébranler vivement les croyances anciennes en posant son axiome célèbre : *omne vivum ex ovo*. Mais il importe de rappeler que, pour cet auteur, un œuf était toute substance apte à produire un être organisé.

Rédi, au XVIIe siècle, combattit, par des observations sérieuses, la doctrine des générations spontanées ; il démontra, à l'aide de nombreuses expériences, que les vers ne naissent pas spontanément des chairs putréfiées.

Ayant recouvert d'une gaze des viandes en voie de putréfaction, cet auteur remarqua qu'il ne s'y développait pas de vers; mais les mouches, attirées par l'odeur, venaient voler autour d'elles et déposer leurs œufs sur la gaze même, dans les points les plus rapprochés de la chair qu'elles ne pouvaient atteindre. Rédi répéta pour le fromage les expériences qu'il avait faites sur la viande ; il les reproduisit aussi pour plusieurs autres matières qui donnaient lieu à contestation.

Il devint dès lors évident que ce n'étaient pas les matières corrompues, mais bien les œufs d'insectes, déposés sur elles, qui produisaient les vers. Valisnieri et Swammerdam suivirent, à cet égard, la voie tracée par Rédi : le premier découvrit la génération par sexes de plusieurs insectes ; mais le second nous révéla des particularités plus remarquables encore sur la génération des insectes et décrivit ses recherches si intéressantes sur leurs métamorphoses.

Ce fut surtout Réaumur, qui popularisa les belles découvertes des auteurs que nous venons de citer, et contribua aussi, par ses propres observations, à détruire, à cet égard, la doctrine de l'antiquité.

Il semblerait, qu'après ces importantes découvertes, il fut difficile d'admettre, comme les anciens, la doctrine des générations spontanées ; cependant certains faits d'une explication difficile demeurent encore le dernier refuge des partisans de l'hétérogénie. On n'admettait plus, sans doute, avec Burdach que des animaux d'un ordre élevé, tels que des poissons, puissent se développer par génération spontanée ; mais la production si rapide d'insectes multiples, par exemple l'apparition de poux, en quantité si prodigieuse, développés à la surface du corps de l'homme et de divers animaux ; la multiplication si rapide de quelques autres insectes parasites, tels que ceux du genre Acarus, semblaient favoriser encore la doctrine de l'hétérogénie, et aujourd'hui les autorités scientifiques se partagent sur cette question.

Si nous trouvons d'une part Burdach, Dugès et plusieurs autres adopter, d'une foi robuste, cette hypothèse, nous voyons, d'autre part, Muller, Ehremberg et bien d'autres la nier avec une égale énergie.

Il y a deux ans à peine, la même doctrine, posée devant l'Institut par M. Pouchet de Rouen, était repoussée et combattue par tout ce que ce corps savant renferme de plus élevé et de plus sérieux. Le débat néanmoins se continue devant lui entre champions de la plus haute valeur; les travaux de M. Pouchet et de plusieurs autres en faveur de l'hétérogénie se succèdent et luttent, non sans quelque gloire, il faut le dire, contre les expériences ingénieuses de MM. Pasteur, Doyère, Gavarret, qui tentent toutes à détruire les interprétations erronées sur lesquelles repose cette doctrine. Nous aurons à tenir compte ici de ces documents contradictoires et à en formuler une appréciation rigoureuse et précise.

Parmi les découvertes qui sont venues prêter appui à la vieille hypothèse des générations spontanées, il faut compter celle faite par Lewenhoeck, en 1675, de la présence d'animaux visibles seulement à l'aide du microscope et développés dans des liquides qui avaient reçu en infusion des débris de substances organiques.

L'apparition de ces êtres désignés sous le nom d'infusoires, sans apparence aucune de germes préalables, a fait supposer leur formation de toutes pièces à l'aide de l'eau, de l'air et des matières en infusion, c'est-à-dire une génération spontanée.

§. II. — La première question à examiner ici est donc celle relative à la génération des infusoires.

Voyons à poser les conditions du développement de ces êtres, et à apprécier si ce fait fournit des preuves suffisantes pour admettre irrévocablement la doctrine de l'hétérogénie.

Diverses conditions sont nécessaires pour le développement, dans les liquides, d'animalcules infusoires ; il faut le concours simultané d'un corps solide ou matière à infuser, de l'eau et de l'air.

a. Une matière à infuser. Ce doit être une substance organique, un produit de corps organisé, animal ou végétal.

Tous les corps organisés, après qu'ils ont perdu la vie, ou quelques parties de ces corps, donnent lieu, en se décomposant, à une production d'infusoires.

Des débris de végétaux, des graines, la fibrine, l'albumine, les cadavres même d'animaux infusoires, la matière verte de Priestley en décomposition, le terreau, etc., déposés dans l'eau, donnent lieu, au bout de quelque temps, à l'apparition de nombreux animalcules microscopiques.

Les plus chauds partisans de l'hétérogénie n'osent rien décider touchant la possibilité de la production d'infusoires par des substances inorganiques.

Ils posent certaines théories qui ne leur permettent pas d'admettre la possibilité du fait. Cependant il est reconnu que, dans quelques expériences, mais non toujours, par un concours de circonstances favorables, des infusoires se sont montrés dans des infusions de corps tirés du règne minéral. On ne tient guère compte des expériences de Fray, qui prétend avoir vu naître, d'infusions de substances inorganiques, non seulement des animaux microscopiques, mais même des verres de terre, des colimaçons, etc.; mais celles de Gruithuisen qui dit avoir obtenu des infusoires en employant le granit, le marbre Coquellier, l'anthracité ne sont pas sans quelque valeur. Wigmann en a obtenu aussi avec le corail et l'eau distillée.

Il ne se forme pas d'infusoires dans l'eau versée sur du mercure; mais il s'en produit dans une dissolution de sel marin ou de salpêtre.

Nous nous réservons d'analyser ces faits un peu plus loin. Remarquons seulement ici que ces expériences sont rejetées comme sans valeur, dans la question pendante, par un grand nombre d'auteurs; mais Burdach paraît assez disposé à les admettre comme également favorables à l'hétérogénie.

b. La présence de l'eau. Celle qui paraît la plus favorable est la rosée; puis vient l'eau de pluie, et ensuite l'eau de source.

L'eau qui a été soumise à l'ébullition et distillée ne donne d'infusoires que plus tard et en très-petite quantité; elle n'en donnerait même pas du tout, si elle était tenue à l'abri du contact de l'air.

c. *La présence de l'air*. Quand le vase a été bouché hermétiquement après l'ébullition; quand le bouchon se trouve en contact avec le liquide, ou quand celui-ci est recouvert d'une couche d'huile, aucun infusoire n'apparaît; mais dès que l'air peut arriver jusqu'à l'eau, quand, par exemple, l'huile à la surface se sépare en gouttelettes et ne forme plus une couche continue, les animalcules se développent bientôt.

D'autres gazs tels que l'hydrogène, l'azote, au contact du liquide, peuvent remplacer l'air atmosphérique et permettre, au dire de Fray et de Burdach, la production d'infusoires.

Telles sont les conditions nécessaires, indispensables au développement d'animaux dans les infusions. De nombreuses circonstances peuvent faire varier, soit l'époque d'apparition, soit le nombre, la forme, ou l'activité de ces êtres nouveaux.

La forme et la taille des produits vivants développés peuvent varier en raison des diverses substances solides employées, l'eau et l'air demeurant les mêmes. Trevéranus n'a obtenu que des animalcules infusoires des infusions de végétaux aromatiques; tandis que des substances végétales, ayant tendance à subir la fermentation vineuse ou acide, ne lui ont fourni que des moisissures. L'eau de laurier-cerise, ajoutée à une infusion de pois, retardait l'apparition des produits vivants; et ceux-ci, nés plus tard, demeuraient plus petits, mais plus vivaces. L'infusion de certaines graines écrasées donne des êtres plus petits et d'une vie plus courte que celle des mêmes graines après l'ébullition. Parfois même la forme des animaux est différente dans ces deux conditions de la même substance infusée.

La température du liquide la plus favorable est celle de 32 à 35[d]; bien qu'au-delà ou en deçà de cette limite, les infusoires puissent apparaître encore, mais moins rapidement et en moindre abondance.

L'action de la lumière semble nécessaire à la formation des infusoires. Dans des vases tenus dans l'obscurité, il ne se développe rien ; tandis que, dans ceux exposés à la lumière solaire, des animaux nombreux et variés de forme se montrent bientôt. Des vases déposés à l'ombre fournissent des individus grêles, petits et d'espèces fort peu variées. Enfin, dans une série de vases diversement éclairés, les productions végétales iront progressivement décroissantes jusqu'à ce que, dans l'obscurité complète, il ne se montre plus rien.

Tels sont les faits de production d'animalcules infusoires au sein de liquides tenant en macération des corps solides. Nous avons à les examiner au point de vue de l'origine des êtres vivants qui s'y développent.

L'analyse de chacune des conditions que nous venons de poser comme nécessaires est bien capable, ce semble, de nous éclairer sur la cause du développement de ces êtres infimes.

Il ressortira peut-être de cet examen que la génération spontanée ne devrait être admise, que dans le cas où toute autre explication rationnelle ferait complètement défaut. Or, nous comptons démontrer qu'il est loin d'en être ainsi et que, pour tout esprit impartial et non prévenu, l'origine des animalcules infusoires se justifie d'une manière bien plus rationnelle que par l'hétérogénie.

Remarquons d'abord qu'après Burdach, encore à l'heure qu'il est le principal défenseur de la génération spontanée des infusoires, tous les auteurs qui sont venus prêter à cette doctrine l'appui de leur talent, n'ont fait que développer et reproduire, sous des formes diverses, les arguments du célèbre Physiologiste allemand. Aussi, en combattant les témoignages de ce dernier, atteindrons-nous, en même temps, tous ceux qui ont été apportés jusqu'ici en faveur de cette thèse, la moins soutenable qui soit.

Nous sommes peu touché, avouons-le, de l'argument basé sur la prétendue exhubérance de force plastique attribuée dès l'origine à notre globe qui, « inhabitable à une époque très reculée pour tous les êtres organisés, les a formés peu à peu et sans parents, conséquemment par la voie de l'hétérogénie.

« Cette force, qui doit avoir été essentielle et inséparable de la nature, ne saurait être actuellement éteinte ; elle ne peut avoir été transitoire et accidentelle. Limitée, quant à l'étendue de ses manifestations, elle continue d'agir pour la conservation de ce qui a été créé ; et il ne répugne pas au bon sens de penser qu'aujourd'hui, elle a encore la puissance de produire des formes inférieures avec des éléments hétérogènes, comme elle a créé originairement tout ce qui possède l'organisation (1). »

(1) Burdach. *Traité de Physiologie*, t. I, p. 9.

Cette opinion, de la naissance spontanée des animaux à l'origine par la combinaison des éléments hétérogènes du globe, formulée sans équivoque par Burdach, n'est exposée par Bérard que sous forme de vraisemblance et donnée comme capable d'appuyer, par analogie, l'hypothèse de l'hétérogénie :

« Si la généralité ou l'uniformité du procédé, dit-il, par lequel s'opère la reproduction des animaux, nous porte à penser que les infusoires ne font pas exception ; l'analogie nous dit, d'autre part, que des générations spontanées ayant *vraisemblablement* eu lieu à l'époque où notre planète était inhabitée, il n'y a pas de raison pour croire qu'elles soient impossibles aujourd'hui (1). »

Nous nous étonnons fort, qu'en dehors de toute preuve, et basé seulement sur l'analogie, une école philosophique, à laquelle prétendent se rattacher tous les défenseurs de l'hétérogénie, admette un fait de cette nature, contre lequel déposent toutes les démonstrations expérimentales.

Cabanis lui-même, qui répète à satiété que tout ce qui touche à l'origine de l'homme et des animaux, tout ce qui demeure en dehors de démonstrations expérimentales, restera constamment inconnu et inaccessible à notre intelligence, trouve cependant des arguments spécieux en faveur des générations fortuites ; il voudrait que ceux qui prétendent que, sans germes, il ne peut y avoir de génération, lui montrassent les germes de toutes les espèces possibles répandus partout dans la nature, attendant les circons-

(1) Bérard. *Prolégomènes*, p. 90.

tances propres à les développer. Il n'éprouverait aucune difficulté d'admettre que des portions de matière, dans un certain état déterminé, puissent se rencontrer, se pénétrer, pour produire des êtres vivants doués de certaines propriétés particulières, comme il suffit qu'un acide et une base alcaline soient mis en contact, dans un état favorable à leur combinaison, pour qu'il en résulte un produit nouveau dont les qualités n'ont plus aucun rapport avec celles de ses éléments.

On voit que, dans la pensée de ces auteurs, la vie, pour se manifester, n'exige plus le concours de la vie; l'organisation peut se développer par le simple mélange, dans des circonstances convenables, de corps inorganiques ou naguère organisés.

La vie serait dès lors le résultat de l'organisation, et celle-ci dépendrait de la rencontre d'éléments inertes au milieu de certaines conditions.

Remarquons encore, qu'à propos des infusoires obtenus avec de l'eau et des matières inorganiques, Muller rejette ce résultat en se fondant sur ce que les plantes seules peuvent former de la matière organique avec les substances inorganiques, tandis que les animaux sont dépourvus de cette faculté. Mais Burdach, qui attribue l'objection de Muller à un parti pris de nier la possibilité d'une expérience décisive, avoue d'abord, à propos des expériences de Gruithuisen, que le granit n'est pas susceptible de rien abandonner à l'eau, et déclare ensuite avoir obtenu d'un mélange de morceaux de granit détachés récemment d'un bloc de marbre, d'eau distillée et de gaz oxygène exposés au soleil, de la matière verte et des filaments confervoïdes.

Il y a lieu de s'étonner assurément que Burdach veuille encore attribuer, dans cette production, quelque influence au granit qui, de son aveu, ne fournit rien à l'eau ; et nous ne trouvons pas sans quelque valeur les objections de Muller, qui entrevoit dans ces expériences de nombreuses sources d'erreurs et suppose la possibilité de particules organiques adhérentes aux instruments ou aux parois des vases.

Mais quel rôle faut-il attribuer à l'élément solide dans les macérations destinées à ces sortes d'expériences ?

Dans l'emploi de corps inorganiques, rien n'est fourni par eux à l'eau, ils demeurent donc inertes par eux-mêmes ; mais des germes venant de l'atmosphère peuvent adhérer à leur surface et se développer aussitôt que se rencontrent des conditions de milieu convenables. On faisait jadis grand état de la destruction de ces germes, quand ces corps avaient préalablement subi la température de l'ébullition ; mais cette objection se trouve réduite à néant, depuis qu'il a été reconnu qu'une température de 100 degrés et même au-delà ne parvenait pas à détruire les germes d'infusoires et ne faisait pas obstacle à leur développement subséquent.

Dans une note lue à l'Institut par M. Jobard, sur la vitalité des germes d'infusoires, l'auteur remarque que la « résistance des germes à la destruction semble augmenter en proportion de leur ténuité. Il ressort de là que, quelque puissants qu'aient été les moyens de destruction employés par un expérimentateur, on peut toujours supposer certaines classes de germes qui offrent un degré supérieur de résistance.

« Un courant d'air chauffé à 120 et 130 degrés détruit bien les charançons du blé ; mais non les germes qui sont déposés dans la coque. Si on fait arriver ensuite dans l'appareil de l'air humide, à la température de l'atmosphère, des charançons se montrent au sein du blé. » *(Académie des sciences, 14 février 1859).*

Les substances organiques végétales ou animales, employées pour la macération, peuvent avoir une double influence dans la production des infusoires : elles peuvent d'abord, comme les corps inorganiques et bien mieux qu'eux, avoir conservé, à leur surface ou dans leurs interstices, des germes que les conditions de milieu vont faire éclore et développer, et ceux-ci peuvent se conserver longtemps intacts et résister aux causes diverses de destruction.

On sait que dans les dernières expériences à ce sujet, le foin, soumis à la chaleur de l'ébullition, a pu conserver des germes qui se sont développés dans l'infusion qu'il avait servi à préparer.

Les matières animales peuvent aussi retenir intacts des germes vivants pendant une période très prolongée.

Mais ces substances remplissent encore un autre but : elles cèdent au liquide une partie de leurs éléments, lui donnent des conditions nutritives spéciales qui permettent une éclosion et un développement plus rapides des infusoires et peuvent même déterminer soit des modifications dans la forme de ces derniers, soit l'éclosion spéciale de certains germes de préférence à d'autres; et telle serait à nos yeux, l'explication de faits énoncés plus haut, de la présence de certaines espèces spéciales dans le produit de la macération de graines desséchées, tandis que des êtres de formes différentes apparaissent par l'emploi des mêmes graines ou broyées ou ayant subi un certain degré de germination.

On voit donc que le rôle important, attribué à la matière solide de l'infusion dans ce cas, se justifie très bien en dehors de l'hypothèse de l'hétérogénie et que celle-ci n'a rien de solide à alléguer pour rendre raison de l'apparition d'êtres vivants dans l'infusion de substances minérales. Aussi certains auteurs, partisans de cette hypothèse, ne voient-ils rien de mieux que de nier le fait dont Burdach et plusieurs autres défendent la réalité.

Voyons maintenant le rôle de l'eau dans les infusions.

Ici, comme pour l'éclosion de tous germes vivants, ce liquide constitue l'une des plus importantes conditions de milieu. Nous savons que la vie ne se développe que dans les liquides. La plus grande partie de l'œuf des animaux n'est autre chose qu'un milieu liquide au sein duquel l'ovule, véritable germe, manifeste les premiers actes appréciables de la vie et puise ses premiers éléments de nutrition.

L'eau, tenant en dissolution quelques éléments fournis par la partie solide de l'infusion, devient donc également, pour les infusoires, une double condition de milieu et de nutrition. Dans les cas d'emploi de corps inorganiques qui ne fournissent rien à l'eau, celle-ci peut par elle-même remplir le même but; les expériences précitées ne peuvent le révoquer en doute; et les théories de nos adversaires, qui font surgir les êtres vivants de la combinaison de l'eau avec les éléments des substances de l'infusion, — comme du contact d'un acide et d'une base naît un produit chimique doué de propriétés différentes de celles de ses composants, — ne peuvent trouver ici de quoi étayer leur hypothèse et se trouvent réduits ou à une flagrante contradiction, ou à la négation d'un fait formellement démontré.

Remarquons encore que les diverses conditions de l'eau employée ne sont pas indifférentes; l'observation démontre que celle qui donne les résultats les plus satisfaisants et les plus rapides, est la rosée; vient ensuite l'eau de pluie, puis l'eau de source fraîche.

Or, comment rendre raison de la facilité d'obtenir des infusoires en plus grand nombre de l'eau de rosée et de pluie, autrement que par ce fait, que toutes deux se sont trouvées préalablement en rapport avec l'atmosphère et ont pu, par suite, recueillir en plus grande quantité, les germes d'animaux qui s'y rencontrent disséminés. Il est évident que si l'eau n'agissait ici que comme condition de milieu, celle qui a été soumise à l'ébullition ou à la distillation donnerait des résultats tout aussi satisfaisants; mais l'expérience démontre qu'il n'en est pas ainsi, et toutes les fois que l'eau se trouve réduite aux éléments qui la constituent, quand les germes vivants, qui ont pu y tomber, ont été détruits par une très haute chaleur, quand les substances végétales ou animales ont été également dépouillés, par une température suffisamment élevée, des germes qu'elles ont pus recueillir; ces mélanges, qui ne produisent aucun infusoire tant que l'air atmosphérique ne peut y pénétrer, donnent bientôt naissance à des êtres vivants, dès qu'ils peuvent recevoir le contact de l'atmosphère.

Ce n'est donc pas la combinaison d'un corps solide jadis organisé avec l'eau qui produit spontanément les infusoires; mais tout concourt, au contraire, à démontrer que des germes tombés dans le liquide ont manifesté la vie dès que se sont rencontrées les conditions de milieu nécessaires à leur développement.

Enfin, quel est le rôle de l'air dans le phénomène qui nous occupe?

L'air agit comme condition de milieu; sa présence est nécessaire au développement de tous les êtres vivants, et les infusoires ne font pas exception à cette règle. Mais l'air n'agit-il ici qu'à ce titre, et, réduit à ses seuls éléments de composition, mis en contact avec de l'eau et des substances solides privées de tout germe, par une chaleur très élevée, peut-il donner lieu au développement d'animaux vivants? L'expérience répond ici par la négative. Quand toutes les précautions ont été prises pour que les conditions que je viens de dire soient scrupuleusement remplies; quand, à l'exemple de Schultze, on ne laisse arriver dans l'appareil que de l'air purifié de tout élément organique, par son passage à travers un bain d'acide sulfurique concentré et un lavage à travers un bain d'eau distillée, il n'apparaît dans l'infusion aucun être vivant; mais, lorsqu'on laisse parvenir jusqu'au liquide l'air atmosphérique libre, des infusoires ne tardent pas à s'y montrer.

L'arrivée du gaz oxygène et de quelques autres, même de ceux qui sont reconnus impropres à la respiration, ont été expérimentés, et ont permis le développement des infusoires; mais ce résultat n'a été obtenu qu'avec de l'eau et des corps solides qui n'avaient pas été préalablement dépouillés de tous les produits étrangers dont ils pouvaient être le véhicule.

Il nous paraît donc évident que l'air atmosphérique exerce ici une influence toute autre que celle de constituer le milieu convenable au développement des infusoires, et qu'un rôle bien plus important lui est confié dans l'apparition de ces êtres nouveaux au sein des liquides préparés.

XII.

Examen de l'hypothèse des générations spontanées *(Suite)*. — De l'origine réelle des infusoires. — Opinions sur l'origine de certaines productions végétales.

---

§ 1. — Maintenant que nous avons considéré le rôle respectif de chacun des éléments qui concourent au développement d'animaux vivants dans le liquide des infusions, nous nous croyons pourvu de données suffisantes pour résoudre la question de l'origine des infusoires.

Ou bien ils viennent de l'atmosphère, soit à l'état d'êtres complets tombés dans les liquides où ils sont observés, soit à l'état de germes provenant d'autres infusoires, germes d'une petitesse et d'une légèreté extrêmes, importés incessamment dans l'air atmosphérique et y demeurant sans cesse en quantités innombrables, n'attendant que les conditions spéciales nécessaires à leur développement ; ou bien ils doivent être le produit d'une génération spontanée.

Entre ces deux alternatives, nous déclarons sans hésiter que l'hypothèse d'une génération spontanée est celle qui paraît la moins rationnelle, la plus dépourvue de preuves vraiment scientifiques ; et, comme nous l'avons fait ressortir déjà ailleurs, il y a lieu de s'étonner que l'école qui se prétend positiviste, soit celle qui défende avec le plus d'insistance, et en s'étayant des plus faibles arguments, une pareille théorie.

La plupart se contentent de l'intervention de prétendues forces plastiques de la matière qui conserve, après la mort, la faculté de revêtir des formes nouvelles et de se montrer apte à jouir de la vie ; mais ceux qui veulent bien tenir compte des expériences du dernier siècle, se bornent à avouer que nous n'avons encore, sur ce sujet, aucune donnée positive.

Si nous voulons cependant, analyser avec soin les circonstances diverses des expériences intervenues dans la question, nous ne trouverons pas impossible peut-être de rencontrer quelque élément de certitude.

Nous avons vu, en effet, que l'arrivée de l'air libre au contact des infusions était la condition indispensable au développement d'animalcules.

Cette condition est, pour tous les cas, nécessaire; et toutes les fois que, par un moyen quelconque, après avoir dépouillé de germes l'eau et le corps solide employés, on ne laisse arriver que de l'air également dépouillé de tous éléments étrangers, jamais on n'obtient d'êtres vivants.

On peut dès lors conclure logiquement que les infusoires qui apparaissent proviennent de l'atmosphère, soit qu'ils arrivent directement dans l'infusion préparée, soit qu'ils se soient trouvés déjà dans l'eau dont il a été fait usage, soit enfin qu'ils aient adhéré à l'élément solide employé.

Mais, en admettant comme vraie cette explication, on se demande dans quel état ces êtres arrivent dans l'infusion : y parviennent-ils vivants, ou seulement à l'état de germes ?

Ce n'est pas au moment même du contact de la matière organique, de l'eau et de l'air que l'on voit apparaître des animaux vivants dans l'infusion, ce n'est souvent qu'au bout d'un certain temps dont la durée varie ; selon les conditions mêmes de l'expérience, la nature des substances employées, la température, l'influence plus ou moins prononcée de la lumière, les infusoires se montrent à une époque variable ; leur nombre est plus ou moins considérable, leur activité plus ou moins grande, et la présence de telles ou telles espèces prédominante ou exclusive. Il est donc permis, d'après cela, de conclure que les animaux des infusions n'y arrivent pas à l'état de vie manifestée.

On a dit que peut-être ces êtres, emportés dans l'air à l'état de dessiccation, reprenaient vie aussitôt qu'ils se trouvaient de nouveau dans les conditions de milieu nécessaires à leur activité. Nous savons, en effet, qu'un certain nombre d'infusoires desséchés et confondus dans la poussière des gouttières des toits, pouvaient demeurer ainsi sans se détruire pendant une certaine durée, et manifestaient de nouveau l'activité et la vie dès qu'ils sè trouvaient exposés à l'humidité.

Mais on remarque que ce retour des rotifères à la vie manifeste n'exige pas un temps bien long; quelques heures, en effet, après que la poussière, où ils se trouvent confondus, a été humectée par l'eau, ils reprennent leur activité. Tandis que les infusions ne donnent d'êtres vivants qu'au bout de douze ou vingt-quatre heures et parfois de plus longtemps encore.

Ce n'est donc pas à l'état de dessiccation que ces êtres arrivent dans les liquides en macération, et, bien qu'il puisse en arriver quelques-uns de cette manière, on ne pourrait pas, par cette hypothèse, rendre raison du nombre, si considérable quelquefois, d'infusoires apparents dans les liquides.

Il est donc plus vraisemblable et plus rationnel d'admettre que ce sont les germes ou œufs de ces animaux qui, répandus incessamment et en quantité innombrable dans l'air atmosphérique, s'attachent aux différents corps solides, surtout à ceux dont la surface est humide, comme les matières animales, ou garnies d'aspérités, de poils comme les végétaux, ou tombent dans l'eau, et ne peuvent éclore et se développer que quand ils rencontrent les conditions convenables à ce double changement.

L'eau seule suffit parfois; mais les infusions de matières organiques, animales ou végétales, constituent, par les éléments nutritifs qu'ils renferment, des conditions qui leur permettent un développement plus rapide et plus complet.

On sait l'influence qu'exerce, sur les espèces animales, le mode de nutrition auquel elles sont soumises ; on doit peu s'étonner, dès lors, que des êtres de formes diverses apparaissent dans l'infusion de tels ou tels éléments organiques, et que les mêmes matières employées dans des conditions différentes, donnent aussi des infusoires d'une autre forme.

Il y a bien lieu sans doute de manifester quelque surprise devant de pareils résultats; mais il serait prématuré peut-être de juger dès ce moment que, dans ce dernier cas, des êtres de formes diverses sont, essentiellement, d'espèces différentes.

L'étude des animalcules infusoires ne date que d'hier, et déjà la découverte des caractères organiques qu'ils peuvent présenter, a conduit à des résultats importants sur les points essentiels de leur histoire en même temps que de leur origine.

Les recherches d'Ehremberg ont démontré que ces êtres si simples en apparence, présentent, pour la plupart, une organisation très compliquée ; que bon nombre d'actes fonctionnels s'accomplissent chez eux de la même manière et sous les mêmes formes que chez les êtres vivants dont l'observation nous est plus familière. Beaucoup d'entre eux se multiplient par des œufs, d'autres se reproduisent par scission, et il en est qui possèdent à la fois plusieurs modes de génération. Nous trouvons là, en un mot, les formes d'activité que manifeste la classe d'êtres vivants la plus nombreuse peut-être qui soit, celle des insectes.

Ce rapport d'organisation et d'activité fonctionnelle des infusoires avec les insectes, permet encore d'admettre que le phénomène si remarquable de la métamorphose doit se rencontrer aussi dans les premiers ; et ces modifications si étranges de forme, chez des êtres de même espèce, à diverses époques de leur évolution, portent à penser que le nombre des genres est bien plus restreint ici qu'on n'était d'abord porté à le croire.

On peut avancer sans crainte d'erreur que les métamorphoses des infusoires sont loin encore de nous être toutes connues, et que de nouvelles découvertes de ce côté contribueront encore à réduire le nombre des espèces admises encore, à l'heure qu'il est, comme distinctes.

D'ailleurs, les recherches de ce côté, multipliées depuis quelques années, ne sont pas demeurées stériles ; et M. de Quatrefages, qui les résume dans son travail si intéressant sur les *Métamorphoses et les Généagenèses*, s'exprime comme il suit à propos du sujet qui nous occupe : « On a nié et affirmé à diverses reprises, chez les infusoires, la présence de corps reproducteurs; mais il y a toute probabilité pour admettre leur existence. Des recherches ont porté sur quelques espèces, entre autres sur les Vorticelles. On peut conclure, d'après ces travaux, que bien des états transitoires ont été pris pour des états permanents, et on a ainsi multiplié les espèces par ignorance.

» MM. Pineau, Stein et Jules Haine auraient reconnu la propagation par fissiparité de beaucoup d'infusoires.

» Un infusoire bien connu, *la Trychode Lincée*, ne serait que le dernier terme de développement d'un animal qu'on a pris, dans toutes ses phases, pour un être différent. Ainsi l'œuf ou germe produirait une monade, qui se transformerait en *actinophrys*, qui deviendrait un *acinète* bientôt changé en *vorticelle*. De celle-ci sortirait l'*oxytrique*, qui se métamorphoserait d'abord en *loxode*, puis en *trychode*. Avant d'arriver là, l'infusoire aurait été rangé dans six genres différents et décrit sous une dizaine de noms.

» Tous ces êtres intermédiaires sont dépourvus d'organes sexuels et se multiplient par fissiparité ; on comprend très bien qu'ils aient été parfois présentés comme favorables à la théorie des générations spontanées. »

De nouvelles découvertes viendront sans doute éclairer encore cette question si curieuse de la génération des infusoires. Mais il n'y a pas lieu vraiment de nous étonner de notre ignorance jusqu'ici à cet égard, quand nous songeons, qu'il y a quelques années à peine, il régnait, dans la science, des notions tout aussi erronées à propos d'animaux des classes les plus élevées : il n'y a pas fort longtemps qu'on prenait encore pour une espèce à part, parmi les poissons, un être qui avait reçu un nom et une place dans les classifications zoologiques et qui fut reconnu, depuis, n'être autre chose que le têtard d'un poisson parfaitement connu depuis longtemps, mais seulement à l'état adulte.

Une objection très sérieusement posée par les défenseurs de l'hétérogénie se présente ici : si des germes d'infusoires, disent-ils, se trouvent répandus, en quantité innombrable, dans l'atmosphère, comment se fait-il qu'on ne puisse pas les apercevoir et que le microscope, élevé de nos jours à une si haute puissance d'investigation, ne parvienne pas à les démontrer ?

Je ne vois pas de difficulté réelle à répondre à cette question ; mais je demanderai d'abord aux savants, qui se sont le plus familiarisés avec les recherches microscopiques, s'ils prétendent, avec leurs instruments, apercevoir tout ce qui existe ; si les grossissements les plus considérables de leurs appareils, ne laisse rien échapper à leurs yeux exercés. Je ne veux pas ici prévoir la réponse des plus enthousiastes ; mais je veux en l'attendant faire ressortir que, dans l'affirmative, on s'explique avec peine les dissidences, dans l'appréciation de faits identiques, de la part d'hommes qui se prétendent également initiés à ces sortes de recherches.

Comment se fait-il que, ce que celui-ci a aperçu, celui-là ne le voit pas, ou voit tout autre chose ? comment, pour des corps qui offrent assurément un volume plus considérable que celui des germes d'infusoires, voit-on les micrographes les plus exercés exprimer des doutes sur le résultat de leurs recherches, et faire l'aveu parfois de l'incertitude de leurs propres investigations ? Ne sait-on pas, d'ailleurs, que, dans les grossissements les plus élevés, le champ de la vision, à la fois plus restreint et plus obscur, doit laisser échapper des corps d'une petitesse extrême, et que leur transparence ne permet pas de distinguer du liquide au milieu duquel ils sont plongés ?

qu'une modification de réfraction des rayons lumineux, au foyer objectif, fait quelquefois saisir un instant des formes qu'on ne parvient plus ensuite à retrouver ?...

Ces considérations sont suffisantes pour expliquer la défaveur jetée, dans ces derniers temps, sur les investigations microscopiques à propos de l'anatomie pathologique, et rendre raison des défiances de la médecine à l'endroit des appréciations basées sur un témoignage aussi équivoque.

Si les partisans de l'hétérogénie poussaient jusqu'à l'infaillibilité les prétentions du microscope, je leur demanderais à mon tour, puisqu'ils ne veulent pas croire à la présence de germes inaperçus dans les infusions ou dans l'atmosphère, pourquoi ils ne démontrent pas la formation de toutes pièces de ces animalcules, au sein des liquides, sous le foyer de leurs instruments? La rapidité de leur apparition et de leur développement, la multiplicité infinie de ces êtres dans certains cas devraient bien cependant permettre, à un moment donné, d'apercevoir la combinaison de l'eau et des éléments solides qui vont former un corps doué spontanément d'activité et de vie. Nous pouvons affirmer que les recherches dans cette voie n'ont pas manquées; c'était le moyen de vider immédiatement la question pendante ; mais jamais aussi les partisans de l'hétérogénie n'ont rien aperçu qui fut capable d'étayer leur hypothèse, et le résultat négatif de leurs recherches devrait suffire pour juger l'inanité de leur système.

Mais s'est-on bien rendu compte de l'exiguité que doivent présenter les germes des animalcules infusoires ?

On ne peut pas sans doute les assimiler aux grands animaux dont l'ovule, comparée au volume du corps, présente des proportions d'une exiguité presque infinie ; mais les classes inférieures du règne animal auxquelles ils doivent plutôt être assimilées, nous offrent aussi, entre l'animal adulte et les germes qu'ils produisent, des différences de volume considérables. Nous savons que des insectes visibles à nos yeux produisent des œufs qui ont besoin, pour être aperçus, du secours du microscope ; et, s'il en est ainsi, comment s'étonner que des êtres vivants qui, à l'âge de leur complet développement, ne peuvent être vus qu'au moyen de grossissements considérables, fournissent des germes que le microscope est impuissant à discerner ? Qu'y a-t-il d'étrange à ce que des animaux qui, groupés au nombre de plusieurs milliers, ne forment pas un volume égal à l'épaisseur d'un cheveu, produisent des œufs demeurés inaperçus à nos regards aidés des plus puissants auxiliaires ? Il paraîtrait plus étonnant que de pareils produits puissent au contraire être sensibles à nos sens.

On se reporte sur la multiplicité de ces germes qui, ne pouvant être saisis isolément, devraient, du moins en groupes nombreux, devenir sensibles à nos regards. Mais, comme nous l'avons dit déjà, le microscope ne peut prétendre à nous faire apercevoir tous les corps existants ; il faut bien admettre pour nos sens quelques limites. Pourrait-on soutenir que les animalcules infusoires, qui, eux aussi, sont pourvus d'organes des sens et certainement d'appareil visuel, ne peuvent rien apercevoir qui ne soit également visible pour nous ? Quand nous voyons un rotifère développer un courant liquide qui s'étend devant lui à une distance trois ou quatre fois plus considérable que le volume de son corps, nous apercevons bien les cellules végétales entraînées par le tourbillon jusqu'à la bouche de l'animal, mais aucune n'y pénètre et les corpuscules nutritifs qu'il entraîne dans le tube digestif, aucun grossissement microscopique ne parvient à nous les faire discerner.

Quant à la multiplicité des germes, elle s'explique par la multiplicité des animalcules eux-mêmes, et c'est le microscope qui nous a le mieux renseigné à cet égard. Avant les recherches du professeur Ehremberg rien ne pouvait nous donner une idée du nombre infini de ces êtres qui vivent, se développent et se multiplient partout autour de nous.

L'atmosphère en est remplie jusqu'à des hauteurs immenses : « les germes des infusoires, dit Ehremberg, existent incessamment dans l'atmosphère en quantité innombrable ; ils passent avec l'air par toutes les fissures des corps mêmes les plus petits ; ils pénètrent aussi dans le sol avec les eaux et avec l'air. »

Dans les eaux de l'Océan on trouve des animaux infusoires jusqu'à l'immense profondeur de 2,000 mètres. Les eaux douces en contiennent aussi ; chaque pays a ses espèces à part ; il y en a qui vivent jusque dans les glaces polaires.

Les eaux de certaines mers, colorées en rouge ou en

rose doivent cette nuance à des infusoires. On sait que le phénomène de la phosphorescence de la mer est dû à la présence de Mollusques infusoires du genre des Méduses.

En 1839, le même auteur fit connaître qu'il venait de découvrir à Berlin qu'une certaine couche de terre, de 7 à 20 mètres de profondeur, était formée presqu'entièrement d'infusoires vivants à test siliceux. Dans d'autres parties de l'Allemagne, du Hanôvre et d'autres endroits, on peut constater le même fait; on sait d'ailleurs que le tripoli est formé en très grande partie de dépouilles siliceuses d'infusoires.

M. Pasteur a recueilli dans des ballons contenant une infusion organique, de l'air de hauteurs fort différentes. Ceux qui ont reçu de l'air de la surface du sol au niveau des plaines, ont fourni des infusoires; mais on n'en a pas trouvé, ou du moins à peine, dans les ballons qui ont puisé l'air à de grandes hauteurs. L'auteur fut ainsi conduit à reconnaître que la condition première de l'apparition des êtres vivants dans les infusions et dans les liquides fermentiscibles, n'existe pas dans l'air considéré comme fluide, mais qu'elle s'y trouve ça et là et par places offrant des solutions de continuité variées et nombreuses, comme on doit le prévoir dans l'hypothèse de la dissémination des germes; que les particules solides chariées par l'air, sont toujours associées à des corpuscules organisés qui ne sont autres que des œufs d'infusoires où des spores de muscédinées, origines de toutes les productions végétales et animales apparaissant dans les liquides.

On le voit donc, aucune des assertions émises par les promoteurs de l'hétérogénie ne peut servir à étayer leur système et toutes les expériences sérieuses, complètes, qui ont été produites jusqu'ici, tendent à démontrer la production par des germes des animalcules infusoires.

§ II. — Ce ne sont pas toujours des animaux qui apparaissent dans le liquide des infusions préparées ; souvent on n'y rencontre que des moisissures ou des champignons.

A la surface de presque toutes les substances organiques qui s'altèrent, on voit se former des moisissures qui ne sont autre chose que des végétaux microscopiques. A la surface même de la peau des animaux vivants et de l'homme, on voit se développer certaines productions morbides, reconnues aujourd'hui pour des végétaux parasitaires de l'ordre des champignons, le *Porrigo decalvans*, *l'Herpès Tonsurans, le Muguet* sont dans ce cas.

Ces productions ne peuvent plus être considérées comme spontanément produites depuis que les recherches d'Ehremberg en ont fait connaître les germes ou spores.

On s'est demandé encore comment se produisent certaines espèces végétales dans des lieux où jamais auparavant on n'en avait aperçu de traces. Les exemples à cet égard ne manquent pas. Des marécages desséchés depuis longtemps, et renouvelées un siècle après par des pluies abondantes, ont produit de nouveau des plantes que, depuis longtemps, on n'y avait pas vues. Quand on a incendié des forêts de pins en Amérique, il se produit, quelques années après, des peupliers. Après la destruction des forêts vierges, on voit pousser des trèfles. L'apparition d'une source salée, loin de la mer, voit bientôt croître, au voisinage, des plantes qui n'habitent que les bords de la mer.

Ces faits, et bien d'autres analogues, sont donnés comme favorables à l'hypothèse des générations spontanées par ce motif qu'on n'en peut rendre raison d'une autre manière.

Remarquons qu'il ne s'agit plus ici de l'apparition d'êtres microscopiques, mais de la production de grands végétaux. Or, tout en arguant de l'impossibilité de démontrer les germes, l'hétérogénie ne trouve ici en sa faveur que de bien faibles présomptions.

On éprouvait dans l'antiquité de grandes difficultés à comprendre la fécondation de certains végétaux dioïques qui demeuraient stériles parfois pendant de longues années, et ne donnaient des fruits que sous l'empire de certaines conditions atmosphériques qu'on est arrivé plus tard à constater. Nous savons maintenant le mécanisme de ces fécondations par le transfert, à travers l'atmosphère, des grains de Pollen par les vents quand ils soufflaient des lieux où se trouvaient des sujets mâles de l'espèce végétale.

Nous apprécions mieux aujourd'hui les ressources de la nature, qui transporte, à travers l'espace et à d'immenses distances, soit par les vents, soit par les oiseaux ou les insectes, les graines ou les spores des végétaux.

On sait encore que les graines des végétaux peuvent, dans des conditions convenables, soit dans le sol, soit à sa surface à l'état de dessiccation, se conserver intactes et demeurer aptes à se développer pendant de longues années et même des siècles : des graines de l'herbier de Tournefort ont pu se développer après 60 ans ; des haricots, au bout de 100 ans; des moisissures, après 200 ans; enfin du blé et du riz, renfermés plusieurs milliers d'années dans des sarcophages égyptiens, ont pu se développer encore quand ils se sont trouvés dans des conditions convenables.

Il est évident d'après cela que, dans les faits précédemment rapportés, des graines ont pu demeurer intactes dans le sol pendant de longues années et se développer dès que les conditions de milieu convenables se sont rencontrées ; rien ici, à nos yeux, ne peut militer en faveur de l'hétérogénie.

Les œufs des animaux ne paraissent pas en général pouvoir conserver leur viabilité pendant un temps aussi long ; mais il est constant que certains germes peuvent se maintenir intacts pendant des mois et même des années, s'ils sont soustraits aux conditions favorables à leur éclosion.

On peut même logiquement admettre que les germes d'animaux exposés aux causes plus nombreuses de destructions, sont doués d'une aptitude plus grande de conservation, et les germes d'infusoires, nous l'avons vu, paraissent avoir reçu cette prérogative ; mais on la rencontre dans une mesure encore fort étendue chez certaines espèces animales plus élevées : nous savons que les œufs de certains insectes résistent parfois à l'action d'une température très basse et conservent leur vitalité pendant les hivers les plus rigoureux.

On a vu, au Sénégal, des marais desséchés pendant neuf mois de l'année, qui, au retour des pluies, se peuplaient de poissons d'espèces différentes de celles des eaux du voisinage. Nous voyons autour de nous des fossés desséchés pendant une grande partie de l'année, et même plusieurs années de suite, se peupler rapidement de myriades de crustacés et de molusques et même d'animaux d'assez grande taille.

Ce n'est pas l'hétérogénie qui sera la première invoquée pour rendre raison de ces faits : il est plus rationnel d'admettre que les germes de ces animaux ont conservé, pendant une période plus ou moins longue, leur aptitude à vivre, et sont éclos quand se sont rencontrées les conditions convenables à leur développement. Il est vraisemblable que, pour quelques-uns de cès êtres, la dessiccation a pu, comme aux rotifères, leur conserver une vie latente qui a repris son activité au retour des conditions exigées pour sa manifestation fonctionnelle.

Quelques difficultés cependant subsistent pour l'explication de certains faits que l'hypothèse de l'hétérogénie a produits comme essentiellement confirmatifs; nous voulons parler de l'apparition de moisissures et de champignons dans des lieux où l'air et l'eau n'avaient aucun accès. On a remarqué que certaines espèces de champignons ne se développent que sur des corps particuliers, tels que le corps de telle ou telle espèce d'insectes ; une espèce de Cryptogame se montre aussi dans les mines et seulement sur les gouttes de suif tombées des chandelles des mineurs. On a trouvé des moisissures sur le jaune ou le blanc d'œufs dont les coquilles étaient intactes; d'autres plantes cryptogames ont été vues dans la cavité close de certains fruits ou sous l'épiderme de fruits ou de plantes; on a rencontré des moisissures pulvérulentes dans le péritoine de certains animaux et dans celui de cadavres humains qui avaient séjourné plusieurs semaines dans la Seine.

Ce n'est pas sans difficultés assurément qu'on pourrait rendre raison de ces faits, mais il serait prématuré de les concéder sans obstacle au profit de l'hétérogénie. Les premiers ne font que confirmer l'idée de la diffusion des germes au sein de l'atmosphère et de leur pénétration partout où l'air peut parvenir, quelles que soient les difficultés qu'il peut rencontrer; ils démontrent encore à nos yeux la diversité de formes des productions végétales ou animales subordonnées, non seulement aux conditions de leur développement, mais aussi et surtout à la nature des éléments de leur nutrition.

A propos du développement des végétaux parasites au sein des tissus, nous rappellerons la maladie meurtrière des vers-à-soie connue sous le nom de Muscardine, qui résulte du développement intérieur d'une moisissure particulière, le *Bothrytis paradoxa*. On croyait cette production le résultat d'une génération spontanée provoquée par la mauvaise nourriture ou le défaut d'aération; mais les travaux modernes ont démontré que ce cryptogame est inoculable et qu'il se développe toujours au voisinage de l'orifice des trachées, c'est-à-dire dans les points où s'arrêtent les corpuscules entraînés par l'air qui pénètre dans les organes des insectes.

Pour quelques autres faits de productions analogues dans l'intérieur de cavités parfaitement closes, nous reconnaissons les difficultés d'en rendre toujours raison. Nous ne pouvons, cependant, nous dispenser d'élever d'abord quelques doutes sur l'exactitude rigoureuse de leur observation ; puis, dans l'hypothèse d'une irrévocable certitude, nous serions disposés à opter pour l'arrivée à travers les tissus des germes producteurs, plutôt que de les croire le résultat d'une génération spontanée

---

XIII.

Examen de l'hypothèse des générations spontanées *(Suite)*. — Opinions sur l'origine des helminthes. — Phénomènes constatés de métamorphose et de génération alternante. — Conclusion.

---

§. I.— On sait qu'il se développe parfois, dans le corps des êtres vivants, des animaux d'espèces fort diverses et sur l'origine desquels la science est loin de montrer un accord unanime. Les différences que présentent ces animaux comparés à ceux qui vivent au dehors, soit sur le sol, soit dans l'eau ou dans l'air, les difficultés que rencontre l'observation des faits, l'impossibilité d'établir, à leur sujet, des expériences directes et positives ont laissé, sur l'origine des Entozoaires, une incertitude que les partisans des générations spontanées ont tourné au profit de leur système. Ceux d'entre eux qui ne trouvent pas de preuves suffisantes pour admettre l'hétérogénie, dans les cas que nous avons précédemment analysés, de la génération des infusoires par exemple, voyent céder leurs doutes devant ces derniers faits, et ne trouvent plus ici de raisons plausibles à alléguer contre cette étrange doctrine; ils croient enfin, avec Burdach, que la génération des Entozoaires témoigne, de la manière la plus positive, en faveur de l'hétérogénie.

La science moderne, cependant, en appelle de ces décisions prématurées; elle trouve, dans l'observation attentive des faits, dans l'étude plus complète de l'organisation de ces animaux, dans la connaissance plus approfondie des conditions de leur développement, des témoignages suffisants pour les rattacher, quant au mode de leur reproduction, à celui des autres êtres vivants, et ne voit nuls motifs pour adopter, à leur profit, une forme spéciale de génération.

Nous exposerons d'abord les conditions diverses de ces êtres, qui ont pu faire soulever les difficultés les plus sérieuses, et nous nous efforcerons, basé sur l'observation de faits importants, sur la connaissance des phases diverses de la vie de ces animaux, de démontrer l'inutilité d'invoquer, en faveur de leur reproduction, l'hypothèse de l'hétérogénie.

C'est dans le tube digestif des animaux que l'on rencontre en plus grand nombre, les diverses espèces d'helminthes; mais ce n'est pas là seulement qu'on les observe; certaines espèces se trouvent encore dans l'épaisseur même des tissus, et au sein de cavités closes de toutes parts. On en a trouvé dans les voies digestives de fœtus avant la naissance. On en rencontre plus souvent et en plus grand nombre chez les enfants que chez les adultes. « C'est, dit Burdach, dans les circonstances où il y a formation abondante de masses organiques, et en même temps affaiblissement de l'activité vitale, qu'on les voit apparaître. »

La diathèse scrofuleuse est signalée, par lui, comme une condition prédisposante. Chez le cochon domestique, dans des conditions identiques, on voit souvent de nombreux cysticerques, qu'on rencontre infiniment plus rares chez le sanglier.

Les mollusques, surtout les Acéphales, se distinguent par l'exhubérance de la vie platisque, et en même temps par l'abondance des helminthes. Baer en a trouvé dans toutes les parties du corps chez les moules, et, dans une seule, il a compté jusqu'à 10,000 individus d'une espèce de Distome.

Les poissons paraissent être les animaux les plus riches en Entozoaires; il y a des Distomes, des Trématodes, etc., dans presque tous les yeux de poissons, dans le corps vitré, le cristallin et entre les membranes.

Les divers tissus d'animaux plus élevés montrent aussi des helminthes.

Le cerveau, le foie, les poumons, la rate, chez les mammifères, de même que chez l'homme, en présentent quelquefois. Les grenouilles, d'après Swammerdam, portent parfois dans leurs poumons un Entozoaire, l'*Ascaris nigrovenosus*.

Owen a décrit en 1835, un parasite, le *Trichina Spi-*

ralis, qui se trouve quelquefois par myriades dans les muscles de l'homme. Enfin, on a découvert des vers microscopiques dans le corps même des Entozoaires, par exemple, dans les Trématodes de l'œil des poissons ; et Siebold a remarqué qu'un ver vivant dans le corps d'un oiseau contenait, à l'état d'embryon, un autre Entozoaire.

Voyons quel est le mode d'origine de ces animaux.

« Les Entozoaires, dit Burdach, naissent, de la même manière que les infusoires, par hétérogénie. Ils se forment effectivement dans de l'eau chargée de substance organique, (dans de la sérosité ou dans des sucs muqueux), le plus fréquemment dans l'intestin, ou se trouvent de l'air et des gaz sécrétés par l'organe où exhalés par les aliments, plus rarement dans des espaces clos où se dégagent également des gaz. Mais nous retrouvons ici les conditions essentielles, et même le phénomène principal de la formation des infusoires, savoir, la décomposition. »

Nous concevons qu'une pareille théorie ait eu cours autrefois, qu'elle ait été acceptée au moyen-âge comme expression de la réalité ; mais nous nous étonnons qu'à notre époque, où la science prétend n'admettre que ce qui peut ressortir de la démonstration formelle des faits, on donne encore faveur à de pareilles hypothèses. Celle ci complètement dépourvue de preuves positives, n'a pu alléguer jusqu'ici, en sa faveur, que des raisons négatives.

Cependant, si l'hypothèse de la génération spontanée doit être rejetée, si l'observation et l'expérience ne parviennent pas à démontrer, pour tous les cas, le mode de production de ces êtres, il faut du moins prouver, par des faits qui s'appliquent à des conditions identiques, que la génération des helminthes n'est pas impossible par les modes qui nous sont connus, et qu'elle peut rentrer dans la loi commune.

Les premières études de notre époque, dont les helminthes aient été l'objet, ont eu pour but la connaissance des diverses espèces et leurs classifications; mais l'anatomie et la physiologie de ces animaux ont été un peu négligées, et les notions capables d'éclairer l'histoire de leur génération, sont à peu près restées ce qu'elles étaient auparavant. Les recherches récentes ont été, à cet égard, de la plus haute importance.

On a reconnu, comme d'ailleurs Ehremberg l'avait fait pour les infusoires, que l'organisation de la plupart présentait les conditions les plus complexes; l'étude des organes de la génération a fait découvrir, dans un certain nombre, des sexes séparés, dans la femelle de vastes cavités renfermant, en quantité innombrable, des œufs d'une extrême petitesse et dans lesquels on a pu, parfois, apercevoir les mouvements de l'embryon. Les transformations ou métamorphoses de ces êtres, aux différentes époques de leur évolution, sont mieux connues aujourd'hui, grâces aux recherches de Dujardin. Blanchard est parvenu à démontrer la structure des diverses parties du système nerveux.

Il ressort, de ces travaux importants, que ces animaux présentent, dans leur organisation, une complication qu'on était loin de soupçonner peu d'années auparavant.

La connaissance des espèces, leurs caractères zoologiques, leurs formes générales, permettent, sous bien des rapports, de comparer les Entozoaires avec un grand nombre de vers qui vivent dans d'autres milieux, et doivent faire supposer que le mode de génération, observé chez ces derniers, leur est également applicable.

Nous devons donc reconnaître que les Entozoaires, pourvus d'organes générateurs parfois portés sur des individus séparés, pondent des œufs, en nombre immense; et ces œufs sont évidemment destinés à les reproduire.

Nous savons que bon nombre d'auteurs ne refusent pas d'admettre cette production d'œufs chez les helminthes; mais ils font ressortir la difficulté, l'impossibilité même, du transport de ces œufs là où les animaux sont rencontrés, soit dans le tube digestif, soit dans les tissus; de là ils concluent que, dans un certain nombre de circonstances du moins, ces êtres doivent se former de toutes pièces. C'est en dernière analyse, le seul argument qu'ils puissent présener encore en faveur de l'hétérogénie.

S'il ne s'agissait que des Entozoaires du tube digestif la difficulté serait bientôt levée; car on a acquis la certitude que les germes d'un certain nombre s'introduisent avec les aliments et qu'ils se développent ensuite dans le corps des animaux chez lesquels on les trouve. Les helminthes déjà formés, ou leurs œufs, peuvent passer, du corps d'insectes ou de poissons, dans les voies digestives des animaux auxquels ces derniers servent de nouriture.

Des germes déposés sur les végétaux alimentaires peuvent aussi être ingérés et se développer dans l'intestin.

On a signalé dans certaines localités ou les tœnias sont très communs, en Suisse et en Belgique par exemple, l'usage de répandre comme engrais sur le sol les matières excrémentitielles de l'homme et des animaux telles qu'elles sont recueillies des fosses d'aisance, tandis que, dans le reste de la France ces mêmes matières sont desséchées et employées à l'état de poudrette. Des germes de ces entozoaires peuvent, dans le premier cas, demeurer intacts sur le sol, se fixer sur les végétaux et être ingérés avec les aliments ; dans le deuxième cas ces mêmes germes sont détruits par la dessiccation et une longue exposition à l'air atmosphérique. Ces germes peuvent donc pénétrer dans les voies digestives avec les aliments.

La forme des produits peut même varier selon les divers animaux qui les reçoivent ; et cette circonstance pourrait faire rattacher à la même espèce des êtres qui ne différeraient que par suite des conditions de milieu où ils se trouvent et de la nature des éléments nutritifs qui servent à leur développement ; il faudrait admettre, dès lors, que le nombre des espèces d'helmintes est beaucoup plus restreint qu'on n'était jusqu'ici porté à le croire.

On pourrait bien objecter que les aliments soit végétaux, soit animaux, ont subi, avant de servir à l'alimentation, une certaine coction qui doit anéantir la vie de ces germes, et que cette voie de transmission ne peut s'appliquer qu'aux animaux qui usent d'aliments crus.

Il faut répondre que la résistance des germes, à l'action des causes extérieures, nous est encore fort inconnue et qu'il en est parmi eux, vraisemblablement, qui peuvent supporter inpunément une température très élevée ; de même que nous voyons les animaux ressuscitant résister, après la dessiccation, à une chaleur de 120 degrés, et même 140 degrés centigrades. (*Expériences de M. Doyère*).

Il n'est donc pas plus difficile d'expliquer la présence des vers dans le tube digestif que celle des parasites à la surface de la peau.

Mais comment rendre raison de la présence d'entozoaires au sein des tissus. Quelle en est l'origine ? Se développent-ils sur place, ou bien les germes y sont-ils portés à travers le torrent circulatoire ?

Nous savons qu'on considère les œufs de ces animaux comme trop volumineux pour passer par les capillaires lymphatiques et être portés, avec le sang, jusqu'au sein des tissus. Mais on préjuge là une question qui n'est nullement démontrée ; nous ne connaissons pas la mesure des œufs d'un grand nombre d'entozoaires, et Ehremberg n'hésite pas à admettre qu'ils peuvent circúler avec les humeurs et être portés, à travers les capillaires, jusque dans l'épaisseur des tissus. Ils pourraient de même passer de la mère à l'embryon, à travers le courant sanguin, et se développer chez ce dernier.

Ensuite, quand même les œufs ne pourraient pas être transmis avec le sang, les helminthes, qui en naissent, peuvent du moins, par l'énergie de leurs mouvements et l'exiguité de leur corps à la naissance, traverser l'épaisseur de nos tissus, en écartant faiblement les parties élémentaires et passer ainsi des voies digestives dans les divers organes et même de la mère au fœtus.

On a rencontré, chez certains animaux, des helminthes en grand nombre, et libres dans les voies digestives; mais on en a trouvé parfois quelques-uns engagés dans la muqueuse de l'œsophage.

Chez d'autres animaux on a trouvé des vers accumulés, en très grand nombre, dans l'épaisseur de la rate, et ils étaient assez petits pour les supposer capables de se frayer une voie facile à travers les éléments des tissus.

Nous avons parlé déjà d'une espèce particulière d'helminthe nématoïde, découverte en 1835 par R. Owen, dans l'épaisseur du tissu musculaire de l'homme et de plusieurs animaux, et désignée sous le nom de *Trichina spiralis*. Ce ver a été tout récemment l'objet des recherches spéciales du professeur Wirchow, et d'une note adressée par cet auteur à l'Institut en 1860.

Le *Trichina spiralis* séjourne d'ordinaire dans le tissu musculaire, en produit l'atrophie, et détermine, chez l'homme, des douleurs rhumatismales très prolongées. Si on fait manger à un lapin des muscles contenant des *Trichines;* au bout de cinq à six semaines, l'animal meurt, après avoir langui quelque temps, et ses muscles sont très rouges et remplis de vers.

Ces animaux, une fois dans l'estomac, se dégagent des muscles, pondent leurs œufs, et les petits, de sexes distincts, éclosent dans l'intestin grêle et pénètrent, à travers les tissus, jusque dans les ganglions mésentériques et le tissu musculaire. On a vu ces vers chez des hommes qui avaient mangé de la chair de porc contenant des *Trichines*. Quand le jambon est enfumé, les vers meurent, et on peut le manger impunément. (*Compte-rendu de l'Académie des sciences, juin 1860*).

La petitesse de certains germes permet aussi de supposer qu'ils peuvent, à l'état de dessiccation, être transportés à travers l'atmosphère, et s'introduire, chez les animaux, par les voies respiratoires.

Nous avons signalé d'après Swammerdam, la présence, dans le parenchyme pulmonaire de la grenouille, d'une espèce particulière d'helminthe; un autre auteur a reconnu dans ces vers, l'existence d'ovaires et a même rencontré des œufs dans les poumons ; or, rien ne répugne, à nos yeux, d'admettre, comme possible, la transmission des premiers germes par la voie que je viens d'indiquer.

Enfin, il est un autre ordre de faits dont la connaissance, plus complète de nos jours, est de nature à aplanir bien des difficultés dans la question qui nous occupe ; nous voulons parler des transformations ou métamorphoses reconnues chez un certain nombre d'Entozoaires.

Plusieurs de ces animaux, apparaissant sous des formes très différentes et considérées comme espèces spéciales, sont reconnus aujourd'hui comme issus de mêmes germes, mais observés à des phases diverses de leur évolution.

Un de ces vers, par exemple, peut présenter, pendant un certain temps, la forme vésiculaire, demeurer dans cet état (à l'état de larve) pendant une période plus ou moins prolongée, et exiger, pour atteindre sa transformation ultime, des conditions de milieu toutes différentes de celles où il avait vécu jusque là.

Ce phénomène si remarquable, entrevu depuis quelque temps déjà pour les Cestoides, mais considéré comme le résultat d'un développement anormal chez ces animaux, est reconnu aujourd'hui comme fait constant.

Les helminthes Cystiques ne sont que la larve des Ténoides; les premiers ne portent pas, cela se cônçoit, d'organes de reproduction, lesquels ne s'observent que chez le ver arrivé au complément de son évolution.

« Parmi les helminthes, dit M. de Quatrefages, il en est qui ne peuvent vivre et se développer que dans des milieux variables, selon les phases de leur transformation. Ils doivent donc subir des migrations; et ceux-là seuls se développent, qui tombent dans le milieu qui leur convient. »

On sait aujourd'hui que le Tœnia est l'état adulte du Cysticerque ladrique. Quand un cysticerque a été avalé et est parvenu dans l'intestin, le kyste d'enveloppe est digéré; le ver se fixe par ses crochets à la muqueuse intestinale, se développe et produit, par une sorte de bourgeonnement à sa partie postérieure, des anneaux de plus en plus nombreux.

Ces anneaux ou articles, arrivés à maturité, contiennent des œufs qui renferment un embryon; les derniers articles se séparent et sont considérés comme individus distincts portant les deux sexes; on les désigne sous le nom de cucurbitins ou proglottis.

Si un de ces segments est avalé par un homme ou un animal, l'enveloppe de l'œuf est détruit par la digestion et l'embryon devenu libre se présente sous la forme d'un petit animal à corps presque homogène garni de six aiguillons très aigus (Proto-scolex) ; celui-ci traverse les tuniques de l'intestin, chemine dans les tissus et y prend bientôt la forme d'une vésicule (deuto-scolex).

Des observations précises, faites, il y a quelques années par M. Kuchenmeister, sont venues confirmer, en tous points, l'exactitude des assertions qui précèdent.

On fit, à son insu, avaler, à une femme condamnée à mort, un grand nombre de cysticerques ladriques dans du boudin ou des potages. On trouva, à l'autopsie, quatre jeunes tænias dans le duodénum, et six, dans le reste de l'intestin.

M. Kuchenmeister fit manger à un autre condamné, le 24 novembre 1859 et le 18 janvier 1860, des morceaux de porc ladre, contenant des cysticerques, dans du pain garni de boudin ou de cervelas. L'exécution eu lieu le 31 mars, et on trouva alors : une certaine quantité de vers plats qui avaient des segments parvenus déjà à maturité ; quelques-uns, détachés, cheminaient vers la partie inférieure du tube digestif; une autre colonie de vers plus petits, qui n'avaient pas atteint leur maturité, et n'avaient encore fourni aucuns segments.

Ce fait peut être considéré comme démonstratif de la transformation du cysticerque en tœnia.

Dans ces expériences, beaucoup de cysticerques périssent à la sortie de leur enveloppe et ne se transforment pas en vers plats. La viande de porc, même refroidie, laisse les cysticerques encore vivants pendant quelques temps, et, par une température moyenne, ils peuvent conserver leur faculté de développement pendant huit jours. La transformation, en vers cestoides, des œufs provenant de proglottis, ne peut se faire, parait-il, que dans l'estomac; si les segments détachés des ténoïdes remontaient, par suite d'efforts de vomissements, de l'intestin dans ce dernier organe, l'éclosion des œufs pourrait avoir lieu, et les vers, devenus libres, pénétrer à travers les tissus et y revêtir la forme vésiculaire.

Il faut enfin, signaler en dernier lieu un phénomène, actuellement l'objet des recherches les plus assidues, observé depuis longtemps chez quelques insectes et constaté aussi dans un certain nombre d'helminthes, dont l'organisation, identique, quant à l'espèce, diffère au point de vue des organes de la génération. Ces êtres étranges se présentent, à certaines époques de l'année, pourvus d'organes sexuels, se reproduisent par la voie commune, mais donnent naissance à une génération dépourvue d'organes de reproduction, laquelle se regénère par une autre voie.

La génération *alternante* existe pour un certain nombre d'entozoaires, comme pour quelques insectes; et, c'est peut-être à l'ignorance de ces faits qu'il faut attribuer les dissidences rencontrées dans les observations recueillies chez des animaux de même espèce, et qui ont conduit à des conclusions souvent opposées.

« Les trématodes (monostomes), dit M. de Quatrefages, peuvent être figurés comme de petites sangsues vivant à l'intérieur de certains mollusques d'eau douce. On trouve dans le corps de ces helminthes des centaines d'œufs qui sont devenus des larves ciliées. Celle-ci nage librement, et arrive dans le corps d'un mollusque ; là, elle grandit, s'allonge et acquiert deux appendices latéraux, c'est le *Sporocyste* de Baer. Cet animal n'a pas d'organe reproducteur ; mais toute la face interne du corps produit des germes qui grandissent, et deviennent tantôt des *sporocystes*, tantôt des *cercaires;* celles-ci se développent, s'enkystent et acquièrent un double organe reproducteur. Il y a là tous les traits de la genéagenèse et de la métamorphose. » (*De la Métamorphose et de la Genéagenèse*).

De l'aveu d'un grand nombre, la confirmation, par des faits positifs, de la génération alterne chez les entozoaires, contribuera à expliquer bien des phénomènes importants, que les partisans des générations spontanées, dans l'impossibilité de les justifier autrement, faisaient tourner au profit de leur hypothèse.

Il ne nous semble donc pas possible, après l'examen rigoureux des faits qui précèdent, d'admettre pour les entozoaires, pas plus que pour les infusoires, la théorie des générations spontanées.

Il importe de remarquer que, parmi ceux-là même qui considèrent la vie comme l'activité de l'organisme, comme le résultat de l'organisation, il en est qui ne croient pas possible la formation spontanée, hors de l'organisme, d'éléments anatomiques quelconques; à plus forte raison, n'admettent-ils pas qu'on puisse voir naître spontanément des organismes vivant isolément, fut-ce même les plus simples infusoires.

§ III. —Nous avons cru ne pas devoir refuser large part, dans nos études, à la question des générations spontanées. L'importance qu'elle mérite à tous égards, les nombreux travaux et les débats contradictoires, qu'elle a suscités dans ces derniers temps, et qui sont loin, ce semble, d'être à leur terme, nous imposaient un examen étendu; nous n'avons pas voulu en décliner la charge.

Nous pensons avoir fait ressortir suffisamment les motifs les plus importants qui justifient le rejet de cette doctrine, et pouvoir poser, à titre de conclusions, que l'opinion, qui soutient l'hypothèse des générations spontanées, repose uniquement sur l'impossibilité de démontrer, dans tous les cas, la présence préalable des germes producteurs, mais ne peut s'étayer d'aucune démonstration expérimentale rigoureuse.

Les données de l'analogie, qui semblent avoir été invoquées en faveur de cette doctrine, et basées « sur la vraisemblance des origines primitives de la vie, sous l'empire des forces plastiques de la matière », nous paraissent militer bien plutôt en faveur de la thèse opposée.

Tout s'accorde donc, à nos yeux, pour démontrer que la vie n'a pas d'autres sources que le concours d'êtres vivants; qu'elle ne peut être spontanément produite; qu'elle est communiquée; qu'à l'origine des choses, elle n'a pu surgir également que par voie de communication.

XIV.

De la Génèse de la vie

Nous avons pu nous représenter la cause de la vie sous l'aspect d'une force différente de celles que nous savons inhérentes à l'organisation, et nous nous sommes étayés, dans notre appréciation, de l'existence accidentelle, dans les corps inorganiques, de forces étrangères à la composition, à l'arrangement moléculaire de ceux-ci, et se revélant par des phénomènes irrévocables. Nous avons cru pouvoir, à quelques égards et sous condition de grandes réserves, établir entre ces deux ordres de causes une certaine assimilation.

Ce rapport nous sera peut-être encore de quelque secours, dans l'examen d'une question qui nous semble avoir ici sa place naturelle, celle de la *Génèse de la vie.*

Nous avons vu la vie liée à l'organisation ; nous l'avons

reconnue nécessaire à l'organisation; mais comment et à quel moment surgit la vie, alors qu'un nouvel organisme va se former ?

Rien, à nos yeux, ne dissimule ici l'extrême embarras des auteurs qui prétendent expliquer ce phénomème, en dehors de toute intervention de forces étrangères.

« Dans la génèse des éléments anatomiques, rien n'existant que des matériaux liquides, on voit ces matériaux se réunir presque subitement molécule à molécule, les uns aux autres, en une substance solide ou demi-solide. Cette substance offre une conformation déterminée, dès qu'elle est visible, mais modifiable à mesure de l'arrivée de nouveaux matériaux. »

« La génèse des éléments organiques est caractérisée par ce fait, que, sans dériver directement d'aucun des éléments qui les entourent, ils apparaissent de toutes pièces, par génération nouvelle, à l'aide et aux dépens du blastème fourni par ces derniers; blastème, dont les matériaux se réunissent molécule à molécule, et font ainsi apparaître un corps solide ou demi-solide, de forme, de volume et de structure déterminés. Ce sont, comme on voit, des éléments qui n'existaient pas et qui apparaissent; c'est une génération nouvelle. »

« Ces éléments nouveaux, pour naître, n'ont besoin de ceux qui les précèdent ou les entourent au moment de leur apparition, que comme condition d'existence et de production du blastème qui fournit les matériaux ou principes à l'aide desquels ils sont engendrés. » *(Robin et Littré, dictionn. de médecine de Nyston, 11e édition).*

Telles sont les *explications lucides* fournies pour rendre raison de la naissance ou de la génèse des corps organisés. Personne assurément ne les lira sans remarquer la répétition de ces termes vagues, et sans valeur précise, qui ne font que révéler le malaise et la perplexité de ceux qui les prennent à leur service : « l'arrangement moléculaire de matériaux liquides mis en contact et constituant une substance solide ou demi-solide, d'abord invisible, mais offrant une conformation déterminée, dès qu'elle est visible ; » telle est la source de l'organisation! Et cet admirable arrangement, est le résultat d'une simple combinaison *spontanée* sans nulle intervention de cause étrangère ; de la vie, il n'en est pas question ; « mais dès que l'organisme est formé, il est doué des propriétés *inhérentes* à sa structure, et telle est la vie. »

Voilà la solution de la génèse de la vie apportée par une doctrine qui ne prétend reposer que sur les données de l'expérience positive. Or, nous demandons s'il est possible de voir, dans les explications qui précèdent, autre chose que de vagues et stériles assertions.

Elle admet d'abord, que l'idée de vie s'attache aux seuls éléments organiques ; mais la formation d'éléments nouveaux comment s'opère-t-elle ? — Aux dépens, dira-t-on, d'éléments primitifs formant, par leur dissolution, le blastème générateur. — Mais alors, les éléments organiques sont détruits, et la vie, inhérente à leur existence, a cessé.

Ce blastème primitif est-il vivant ? Nulle trace d'organisation n'y apparaît et on n'a pas fait descendre encore l'idée de la vie jusqu'à ces matériaux amorphes, au sein desquels vont apparaître ces vestiges de l'organisation véhicule même de la vie. Celle-ci, dès lors, ne surgirait qu'après l'organisation; et quelle serait, nous le demandons, la cause de l'organisation elle-même?

Reconnaissons donc l'impossibilité de rendre raison de la génèse des éléments organiques en dehors de l'intervention, de toute cause étrangère à l'organisation. C'est cette cause, démontrée pour nous par des phénomèmes inexplicables sans elle, que nous désignons sous le nom de *Principe de la vie*, et que nous considérons comme une force qui produit l'organisation, d'abord, et, plus tard, la conserve et l'entretient.

Voyons, à ce point de vue, comment, et à quel moment, apparaît la vie nouvelle. La formation d'un organisme nouveau, avons-nous dit, exige le concours d'éléments divers formés par des organes spéciaux caractérisant les sexes. Ces produits générateurs devenus libres demeurent quelque temps encore doués de la vie; ils la témoignent par les modifications spéciales dont ils sont le siége; mais bientôt demeurés isolés au sein de l'organisme, ils perdent toute activité, ils meurent.

Si au contraire ces produits arrivent au contact, soit au sein de l'organisme vivant, soit même au dehors de l'organisme, aussitôt leur pénétration réciproque a lieu, leur dissolution, leur mélange molécule à molécule s'opèrent, et ce produit nouveau composé, ce semble, d'éléments amorphes liquides, sans nulle trace d'organisation, devient le siége d'un surcroit d'activité.

C'est là que vont apparaître bientôt des éléments de

formation nouvelle, vestiges d'une organisation qui ira sans cesse se développant. Mais ce travail nouveau, qui ne pouvait dépendre de l'organisation encore absente, est le produit évident de la force vitale. Cette force a pris naissance au moment du mélange, de la combinaison des deux produits. Ceux-ci, reconnaissons-le, étaient vivants au moment de leur contact, mais l'activité, qu'ils témoignaient isolément jusque-là, ne peut être assimilée à la force nouvelle qui surgit du fait même de leur contact.

Ce n'est pas la réunion des deux forces qui constitue la vie nouvelle; car celle-ci se traduit par des actes tous différents de ceux dont chacun des deux éléments était le siége; et la mesure d'activité, développée en elle, témoigne d'une exhubérance de forces sans assimilation possible avec celle des éléments isolés : Dans ceux-ci la vitalité, réduite à ses dernières limites de puissance, ne se traduit par aucun travail qui tende à la conservation, nous n'y trouvons plus ce phénomène de combinaison et de décombinaison qui caractérise, dans les éléments organiques, l'acte vital primitif, la nutrition ; il semble, comme nous l'avons dit ailleurs, que, dans ces produits générateurs, il n'y ait de vie que par le rayonnement des tissus et des organes au sein desquels ils sont déposés, que la vie propre leur soit, pour ainsi dire, ravie.

Mais qu'il est loin d'en être ainsi dans la nouvelle combinaison ! Ici c'est la vie élevée à sa plus haute puissance; là réduite à ses conditions les plus infimes ; dans celle-ci, apparaît la limite la plus élevée de l'exhubérance plastique, dans ceux-là, se montre l'activité conservatrice dans la plus faible mesure qui soit; d'un côté, c'est la vie qui prend possession de son domaine, de l'autre, c'est la même puissance qui se sent dépossédée.

Telles sont à nos yeux les déductions les plus rationnelles de l'investigation attentive des faits qui nous occupent en ce moment.

Nous nous croyons donc justifiés à conclure, que la vie, à son origine, ne peut être le résultat de l'organisation, alors que celle-ci n'existe pas; qu'elle doit être considérée comme une force ou puissance qui précède l'organisation et préside à son développement ; que cette force n'est pas le ruit de la combinaison de celles des produits générateurs, qu'elle en diffère par son énergie et par ses effets; qu'elle peut être considérée comme le produit d'une sorte de nouvelle *création*.

Ce n'est pas, nous l'avouons, sans quelque crainte que nous avons écrit ce dernier mot, en présence surtout des tendances de certains esprits de notre temps, qui ne veulent à nul prix accepter une pareille idée, et qui n'hésitent pas à avancer que rien, dans la nature, ne se crée, que rien ne se détruit.... Cette idée semble aussi impliquer contradiction avec l'assertion que nous avons précédemment émise, à savoir, que la vie est constamment communiquée.

Il faut donc exposer ici, ce qu'on doit entendre par *création d'une force* en général, et de la force vitale en particulier.

Les développements, donnés dans les pages précédentes, vont faciliter notre œuvre.

Au début de notre étude, sur la vie considérée comme Principe, nous avons posé quelques exemples de manifestations, dans les corps physiques, de forces indépendantes, de la structure même de ces corps. Ces forces, nous les avons trouvées communiquées ; mais, une fois combinées aux corps, elles subsistent indépendantes de la cause d'où elles émanent.

La force primitive ne s'est pas amoindrie par cette communication, elle demeure après aussi puissante, aussi complète; et la force nouvelle, communiquée au corps, subsiste indépendante de celle-ci, se manifeste isolément par une activité, dont la durée est subordonnée à l'énergie primitive et à la mesure d'expansion et de dépense qu'elle traduit.

A ce dernier point de vue, on peut considérer cette force comme une création nouvelle, puisque son existence, son activité se manifestent en dehors de sa cause primordiale, qui n'en a été, en aucune sorte, amoindrie, bien que l'ayant produite.

Ce que nous venons de remarquer pour les forces *adhérentes* dans les corps inorganiques, peut s'appliquer en toute rigueur aux corps vivants.

La vie, nous l'avons vu, est constamment communiquée; cependant le Principe nouveau qui tient, de cette communication même, des conditions toutes spéciales, se manifeste indépendant de sa source et dans une mesure d'activité qui n'a rien d'analogue dans les éléments mêmes de sa production. C'est donc, sous ce rapport, une force nouvelle, et c'est elle qui formera l'organisme destiné à devenir désormais le champ de ses manifestations.

Si on nous demande maintenant, quelle est la destinée subséquente de la force vitale, il faudra répondre par un aveu complet d'ignorance; mais, reconnaître en même temps, que notre impuissance à résoudre une pareille question, n'implique nullement l'idée de l'anéantissement des forces de la nature.

Nous pouvons constater que leurs manifestations sont subordonnées aux conditions des corps auxquels elles sont unies; mais il n'est permis à la science, ni de donner une idée de leur état futur, ni de conclure à leur complet évanouissement.

Nous pouvons donc faire bon marché de ces assertions vagues de certaines doctrines, qui n'admettent dans la nature ni création, ni destruction, aussi bien de la matière que des forces, et qui soutiennent qu'on ne peut concevoir ni le commencement, ni l'anéantissement de l'une comme des autres. Nous consentons, comme leurs partisans, à nous en tenir aux phénomènes; mais nous voulons, en nous basant sur ceux-ci, constater l'existence réelle de ces forces qui en sont le point de départ.

XV.

Des formes diverses de la vie.

Le principe de la vie dans les êtres organisés est-il constamment unique ou multiple ? — Distinction des deux vies, animale et organique, admise par Bichat. — Phénomènes des deux vies dans les animaux.

§ 1. Nous avons démontré, croyons-nous, que les formes diverses que revêt l'organisation dans les espèces animales, dépendent, non de l'organisation elle-même qui n'existe pas encore, mais du principe qui préside à la formation de celle-ci. Ce principe, communiqué par les parents avec les éléments organiques primordiaux, dans la mesure que nous avons signalée plus haut, est la cause spécifique de la diversité des êtres.

Il détermine, en outre, au moyen de l'organisme qu'il

s'est formé, les phénomènes d'activité fonctionnelle si variés dans les diverses espèces animales.

Cette double différence de la forme organique et fonctionnelle demeure ensuite invariable dans chaque espèce, sans que jamais ne se manifeste nulle transition ou transformation de l'une dans l'autre. Il peut bien y avoir, dans le mélange d'individus de même espèce et très rapprochés par leurs conditions organiques, quelques faibles nuances ou modifications révélées, dans le produit, par des formes empruntées à tous deux ; mais ces changements ne peuvent jamais être que fort restreints. Quant à la transition d'une espèce à une autre jamais on ne l'a constatée, et la condition des espèces demeure constamment indépendante.

Il y a donc, dans le principe de la vie et de l'organisation des animaux, des *formes* spéciales.

On sait que ce terme de *formes* dont nous nous sommes servi, déjà, désigne, en philosophie, le premier phénomène produit par l'intervention directe d'une force ou principe immatériel. C'est la forme, bien plus que la matière, qui, détermine la nature essentielle des corps. La matière dépouillée de la forme n'existe pas; ce n'est qu'une abstraction. Or « la forme, dit Cuvier, est ce qu'il y a de plus dépendant de la force; elle est le premier phénomène d'activité, la première manifestation de celle-ci. » Il est donc rationnel, dans l'espèce, d'appliquer à la force comme à sa cause essentielle, le terme qui désigne le caractère primordial le plus important de sa manifestation. —

On s'est demandé s'il fallait considérer cette différence,

du principe de la vie selon les espèces, comme primordiale, ou bien comme émanée d'une source commune et universelle.

La solution d'une pareille question ne peut s'étayer d'aucune base expérimentale. Pour accueillir la première hypothèse, on devrait supposer l'éternité des formes spécifiques au double point de vue de l'organisation et de la vie ; il nous semble plus rationnel d'admettre qu'une force créatrice commune, source de toute activité, la puissance suprême, DIEU, a produit, à l'origine, des êtres doués d'activité spéciale et d'aptitude à transmettre, par voie de génération, avec les premiers rudiments de l'organisme, les éléments du principe même d'activité créatrice et conservatrice spécialisé dans chaque individu.

§ II. — Le principe de la vie dans les êtres organisés est-il constamment unique ou multiple ?

Remarquons tout d'abord que l'objet actuellement en question n'est plus l'existence ou la non-existence du principe de la vie préexistant à l'organisation, ce principe est admis ; mais il s'agit de considérer s'il suffit, dans tous les êtres vivants, à rendre raison des phénomènes si variés qu'ils manifestent.

Nous avons vu que les formes diverses que revêt l'organisation, ne peuvent dépendre, à l'origine, de l'organisation qui n'existe pas encore ; mais qu'elles doivent être subordonnées à la force vitale qui préside à la formation du germe. Nous avons vu aussi que la force vitale, spécialisée dans les êtres individuels, devait être considérée comme douée de conditions particulières dans chaque espèce d'êtres.

Fidèle à notre méthode habituelle et ne voulant donner à nos déductions, dans les limites qu'elles comportent, d'autre base que les faits constatés, nous considérerons d'abord les phénomènes qui manifestent la vie dans les diverses espèces d'êtres vivants ; et ces phénomènes, subordonnés à la disposition des organes, devront en dernier analyse dépendre de la force primordiale cause de l'organisation et de la vie.

Le phénomène le plus général de la vie dans les êtres organisés, consiste dans une série d'actes fonctionnels qui ont pour objet la conservation de l'être individuel et celle de l'espèce. Les deux grandes fonctions de nutrition et de génération se rencontrent chez tous les êtres vivants ; les végétaux les présentent aussi bien que les animaux ; c'est l'attribut le plus général de la vie, c'est la condition essentielle de la conservation de celle-ci.

Un travail intime, composé d'actes incessants d'assimilation et de désassimilation, de composition et de décomposition des parties qui constituent l'organisme, s'opère dans l'être vivant ; il puise au dehors les éléments de ses organes, et ceux-ci subissent sans cesse un travail de décomposition ; de là une transformation continuelle de l'organisme, des adjonctions nouvelles et des pertes relatives, conditions de sa conservation et attribut général de la vie appelée organique.

Nous pouvons ici faire ressortir, en passant, combien ce point de vue de la vie est favorable à l'idée que nous soutenons de l'existence d'un principe ou d'une force qui domine l'organisme, quand nous trouvons celui-ci constamment en voie de destruction et de réparation, n'offrant jamais la moindre stabilité et n'ayant de condition invariable que ce qu'il y a en lui de plus dépendant de la force, je veux dire la forme.

La vie organique se présente sous des formes très variées; d'une simplicité extrême dans les plantes et dans les animaux les plus infimes, elle apparaît sous des traits compliqués dans les rangs plus élevés de l'organisation. Dans ceux-ci des fonctions nombreuses et harmonieusement liées y viennent concourir.

Des éléments étrangers recueillis et modifiés dans un réservoir spécial, fournissent à l'absorption les substances qui doivent, après de nombreuses élaborations, servir à la réparation des organes. Un appareil spécial, considéré comme le centre de la vie organique, reçoit ces éléments étrangers et les transporte, par des voies multipliées, dans toutes les parties de l'organisme : l'appareil circulatoire est en effet le centre, et en même temps le point de départ des actes de nutrition.

Telle est la vie dans ses formes les plus simples et dans ses manifestations les plus générales.

Mais un autre ordre de fonctions se rencontre, destiné à mettre l'être vivant en rapport avec ce qui l'entoure.

Un appareil spécial y est consacré : C'est l'appareil nerveux, composé des organes des sens qui reçoivent l'impression des objets extérieurs, des nerfs chargés de conduire les impressions, enfin du cerveau destiné à les recevoir ; une sorte de réaction s'en suit par laquelle s'accomplissent des actes d'un ordre spécial dans l'appareil de la locomotion.

Ces fonctions, dites de relation, présentent aussi des caractères fort variés. Bornées, dans les degrés les plus infimes de la vie animale, à de simples phénomènes de sensibilité, elles s'élèvent progressivement aux sensations les plus délicates et les plus compliquées des animaux supérieurs, aux manifestations instinctives et aux phénomènes qui tendent, de quelque manière, vers l'assimilation de ce qui, chez l'homme, constitue les facultés intellectuelles.

L'appareil organique, mis en jeu dans ces fonctions, est également l'objet de nombreuses et importantes différences. Il est réduit parfois à des proportions si faibles qu'on a pu en nier l'existence. Longtemps, en effet, on a cru l'appareil nerveux absent chez les animalcules infusoires; jusqu'à ce que le professeur Ehremberg soit venu démontrer, par ses délicates et savantes recherches microscopiques, que ces êtres ne différaient pas, sous ce rapport, des espèces plus élevées, et que le système nerveux, loin de faire défaut, se présentait, dans quelques-unes, sous des formes très compliquées.

Cette déduction, d'ailleurs, pouvait ressortir de l'investigation même des faits; il est impossible, à la vue des mouvements si variés, des actes de sensibilité si exquis, et des phénomènes si remarquables manifestés dans la vie des infusoires microscopiques, de révoquer en doute l'existence d'un appareil nerveux, bien que nos ressources d'investigation soient impuissantes à en démontrer la présence.

Cet appareil, là où nos sens peuvent l'atteindre, borné d'abord à quelques cordons conducteurs de la sensibilité, présente ensuite plusieurs renflements ganglionaires destinés à devenir des centres d'impression, et arrive bientôt à offrir une portion centrale destinée à être à la fois le réceptacle ultime de toutes les impressions et le point de départ de tous les mouvements volontaires. Il acquiert un volume progressivement plus considérable, devient l'agent organique des actes instinctifs, des déterminations volontaires, et enfin, chez l'homme, des facultés intellectuelles.

On désigne sous le nom de vie animale l'ensemble des fonctions dépendantes de l'appareil des relations. Ces phénomènes sont propres aux animaux ; les plantes n'en présentent aucune trace.

§ III —Cette division en deux classes des fonctions de la vie manifestée dans les animaux, remonte bien haut dans la science. Aristote l'avait déjà formellement établie; Galien avait admis des fonctions vitales, des fonctions animales et des fonctions naturelles. Les premières sont celles qui ne peuvent être suspendues un instant sans que la mort en soit la conséquence : la respiration, la circulation, etc. Les fonctions animales comprennent les sensations, les actes instinctifs et intellectuels ; enfin, les fonctions naturelles sont la génération, la digestion, la nutrition.

Bichat qui, de nos jours, eut la gloire de faire ressortir l'importance de cette division, n'a eu qu'à réunir les fonctions vitales et naturelles de Galien, moins la génération, pour constituer celles de la vie organique. La classe des fonctions animales demeure, pour lui, celle de Galien.

Mais ces dénominations de vie organique et de vie animale impliquent-elles l'idée de deux vies distinctes dans le même sujet? Il ne semble pas que, pour Bichat, la distinction se trouve ailleurs que dans les termes; et les développements considérables qu'il a donnés, dans ses travaux, à l'étude des différences nombreuses et importantes entre les deux ordres de fonctions, ne le conduisent pas, semble-t-il, à reconnaître deux causes distinctes de ces phénomènes.

Il donne bien pour titre à l'un de ses chapitres les plus importants : *Des différences générales des forces vitales dans les deux vies;* mais c'est uniquement pour arriver à développer ses idées sur les propriétés vitales. Il place sous l'empire de propriétés spéciales et distinctes les fonctions de chacune des deux vies; mais nous savons déjà l'interprétation que donnait Bichat à ces propriétés elles-mêmes; ce n'étaient que des termes, désignant des facultés inhérentes à l'organisation et ne prétendant impliquer aucune cause ou force étrangère. Le chapitre que nous venons de signaler commence par une dissertation bien inutile, tendant à soutenir l'inanité des recherches pour atteindre à la connaissance des causes premières, et démontrer la nécessité de nous borner à l'investigation des phénomènes.

Mais, après l'étude des phénomènes, il faut bien rechercher cependant s'ils ont une cause; si elle réside en dehors de l'organisme, ou bien si elle n'est que l'organisation elle-même Tel est le point que Bichat et tous ceux qui l'ont suivi dans ses errements n'ont pas voulu considérer; ils ont trouvé facile de jeter, en passant, quelques traits de critique aux noms de Stahl, de Vanhelmont de Barthez, etc., mais ils déclarent ensuite que la cause des phénomènes est toute dans l'organisation, puisque rien ne peut être démontré au-delà. « On peut bien, dit Bichat, « sans connaître le principe de la vie, analyser les propriétés des organes qu'elle anime; supposons les causes et ne nous attachons qu'à leurs grands résultats. »

Personne ne songe à procéder autrement; mais les uns, avec Bichat, voyent ces causes dans les propriétés des organes et n'osent qu'à peine nommer le principe de la vie, qui est pour eux également matériel; les autres admettent, pour causes de la vie, des forces ou principes qui sont, dans l'être vivant, organisateurs et conservateurs.

§ IV.—Voyons cependant si, dans l'animal, il y a lieu d'admettre deux principes de vie; l'un, présidant aux fonctions organiques, l'autre dominant les actes de relation.

Constatons d'abord qu'il n'y a pas, entre les deux ordres de fonctions, scission et indépendance. Bien que, dans certaines conditions, ces fonctions semblent s'accomplir isolément, ce que Bichat s'est appliqué à faire ressortir, il faut reconnaître qu'elles se prêtent un mutuel et utile concours.

L'appareil des fonctions de relation est incessamment nécessaire à l'exercice des actes de nutrition ; il y a même une portion importante du système nerveux qui préside exclusivement à ceux-ci.

Bichat, il est vrai, avait fait, des nerfs ganglionnaires, un appareil spécial rattaché aux fonctions de la vie organique et indépendant des fonctions de relation. Les ganglions étaient pour lui des centres isolés de perception n'offrant, au point de vue fonctionnel, nul rapport avec les phénomènes des nerfs de la vie animale.

Mais l'appréciation de Bichat n'a pas été sanctionnée dans la science. Il est généralement admis aujourd'hui, que l'appareil nerveux, dans les animaux, constitue un tout identique au double point de vue organique et fonctionnel; la texture des éléments des nerfs ganglionnaires ne diffère pas de celle des autres nerfs de l'économie; tous émanent d'une commune origine, la moëlle et le cerveau ; et tous aussi président aux actes de sensibilité et de motricité; seulement ces derniers offrent quelque différence, sous le rapport de leur intensité, dans les organes servis par les nerfs du système ganglionnaire. Eu égard à la nature même de leurs fonctions, les organes de la vie nutritive, bien que jouissant, dans un degré inférieur et sous une forme spéciale, de la sensibilité et de la motricité, devaient être soustraits à l'influence de la volonté et accomplir leurs actes en dehors de celle-ci ; et tel est le but du caractère fonctionnel particulier que présente le système nerveux ganglionnaire.

Les fonctions de relation ont besoin, à leur tour, de l'influence de celles de la vie organique. Leurs organes doivent, à l'exercice régulier de celles-ci, la conservation de l'activité et les conditions de structure nécessaires à la manifestation de leurs actes.

L'organisme, soit végétal, soit animal, formé de parties distinctes, mais non séparées, chargées chacune de fonctions ou d'actes différents, constitue un tout unique et indivisible à la conservation duquel concourent, avec une, admirable harmonie, les diverses fonctions.

L'appareil nerveux est l'agent organique, l'instrument de ce consensus, au moyen duquel se répand partout l'activité et la vie; il appartient aussi bien aux organes de la vie nutritive qu'à ceux de la vie de relation à laquelle cependant il est plus particulièrement lié; et chaque fonction est soumise à son influence, comme la vie générale.

Il n'est donc pas possible de considérer isolément dans l'animal, les deux ordres de fonctions qui nous occupent; il n'y a non plus nulle raison pour supposer deux principes d'activité.

La force qui produit la vie dans tous les êtres, se traduit, dans chaque espèce, sous des formes, et avec des traits particuliers; c'est elle qui détermine les variétés de l'organisation et qui doit être considérée comme cause de la diversité des actes qui s'y rapportent.

XVI.

Des formes diverses de la vie *(Suite)*.— Y a-t-il, dans l'homme, plusieurs principes de vie? — Analyse des phénomènes intellectuels et instinctifs chez l'homme et les animaux.

---

§ 1. — Si nous nous élevons maintenant des animaux à l'homme, ne trouverons-nous pas des caractères plus tranchés dans la diversité des actes, et, par suite, des motifs plus puissants d'admettre une force différente de celle qui produit la vie?

Nous trouvons dans l'homme tous les phénomènes qui se rattachent aux actes de la vie organique. Comme la plante, comme l'animal, l'homme est pourvu d'une série d'organes destinés à la vie de nutrition; corps organisé et vivant, il ne diffère pas, sous ce rapport, des autres êtres, il se nourrit et se conserve. Mais ce travail se compose d'une série d'actes plus nombreux et plus complexes.

Les fonctions de relation, que nous avons vues s'élever progressivement dans les diverses espèces animales, prennent, chez l'homme, une importance plus grande; l'influence qu'elles exercent sur la vie nutritive acquiert une prédominance supérieure à tout ce que nous avons rencontré jusqu'ici.

Si, dans les plantes, la vie organique constitue la vie totale de l'être ; si, dans les animaux inférieurs, elle prédomine encore de telle sorte que les actes de relation ne semblent qu'une condition accessoire, nous voyons, chez les animaux élevés et surtout chez l'homme, cet ordre de fonctions primer la vie nutritive et tenir, en quelque sorte, celle-ci sous sa dépendance.

Si, comme nous l'avons fait ressortir ailleurs, des auteurs ont pu considérer l'appareil des relations comme tout à fait secondaire et accessoire, et ses phénomènes fonctionnels comme l'expression d'une vie de luxe, au point de vue de la vie générale ; nous voyons ici la vie nutritive dominée par elle, et ne pouvoir s'exercer dans sa plénitude que sous son influence.

Mais cette vie de relation nous présente chez l'homme des conditions bien autres encore que chez les animaux les plus élevés. L'indépendance des deux vies s'est progressivement effacée, et nous avons vu la dernière prédominer de plus en plus jusque dans l'homme où elle offre sa plus haute expression.

Nous trouvons ici un ordre de phénomènes, ressortant évidemment de la vie de relation, et que nous n'avons encore constatés nulle part ; nous voulons parler des actes de l'intelligence, des phénomènes de la raison, qui constituent pour l'homme une condition à part dans l'ordre des êtres vivants, et lui font une place à laquelle nul autre ne peut atteindre.

Aussi ne s'est-on plus contenté, pour rendre raison de ces derniers actes, du principe qui jusqu'ici avait semblé suffire à expliquer la vie dans les êtres, et a-t-on eu recours à l'intervention d'une puissance spéciale, apanage de l'homme seul : nous avons désigné la cause unique des facultés intellectuelles, affectives et morales, des prérogatives de la volonté et du libre arbitre, l'*âme* en un mot.

Des dissidences nombreuses se sont produites dans la science à propos de l'existence réelle de ce principe, et, malgré d'ardentes et vives discussions, l'accord n'est pas fait encore sur cette question. Si l'âme est pour les uns un principe immatériel *adhérent* à l'organisme qui est à la fois son œuvre et son instrument, elle est, pour les autres, le résultat de l'organisation, son acte, son produit. Si, pour les premiers, elle est une *réalité substantielle,* cause, soit de la vie et de l'intelligence à la fois, soit des actes isolés de l'intelligence et de la volonté ; pour les seconds, elle n'a pas d'existence réelle ; les phénomènes que le langage vulgaire lui attribue ne sont que les manifestations de l'organisation vivante en action.

Nous n'avons pas à nous occuper du système de logique de ces derniers ; nous avons assez fait ressortir ailleurs l'impossibilité d'expliquer la vie par l'organisation, et tout ce que nous avons pu dire alors pourrait être répété ici pour arguer de l'inanité d'une pareille doctrine.

Ajoutons qu'il serait bien difficile, à ceux qui font la vie résultat de l'organisme, de défendre l'existence, comme principe spirituel et indépendant, de l'âme intelligente.

Quelques-uns l'ont tenté cependant, et nous avons vu, il y a peu de temps, le professeur Bérard, après avoir rejeté l'existence d'un principe vital, ne pas hésiter à poser une profession de foi spiritualiste, à propos de l'âme intellectuelle. « De grâce, n'allez pas confondre ce principe, ou prétendu principe, avec le principe intellectuel; c'est du principe de la vie qu'il s'agit et non de celui de la pensée. A la vérité, quelques-uns en ont fait une seule et même chose; mais le plus grand nombre les ont séparés avec raison. Les légumes qui végètent dans mon jardin ont ce qu'on nomme principe vital et n'ont pas le principe de la pensée (1). »

L'inconséquence de ce raisonnement ressortira, nous l'espérons, des développements qui interviendront plus tard, et qui démontreront en outre la légèreté, dans un sujet aussi grave, de facéties du genre de celle qui termine ce passage.

L'opinion de Muller, dans la question qui nous occupe, témoigne d'erreurs également évidentes. Pour cet auteur, la vie dépend d'une force étrangère à l'organisme, qui en est à la fois le principe formateur et conservateur; tandis que le principe intellectuel dans l'homme, ou l'âme raisonnable dépend de l'organisation du cerveau, et n'est que le produit de l'activité de cet organe. « La force

(1) Cours de Physiologie Prolégomènes, t. I, p. 14.

vitale, existe dans le germe antérieurement à tous les organes, de manière qu'elle paraît n'être enchaînée non plus à aucun organe chez l'adulte. La conscience, au contraire, qui ne donne lieu à aucun produit organique et ne forme que des idées, est un résultat tardif du développement lui-même, et elle est liée à un organe dont son intégrité dépend (1). »

Ces deux opinions, on le voit, sont marquées d'une flagrante contradiction. Le point de départ de la première n'est autre que l'organicisme, qui ne veut rien voir au-delà de la matière organisée, source de la vie; l'idée, émise ensuite par Bérard sur le principe de la pensée, semble plutôt une concession aux croyances vulgaires que le fruit d'une conviction arrêtée, à l'endroit de son existence Quoiqu'il en soit, acceptons, de l'auteur, le spiritualisme animique qui surgit ainsi d'une base carrément matérialiste.

La seconde opinion montre à sa source la reconnaissance d'une force vitale, (nous laissons de côté tout ce qui regarde son origine) préexistant dans le germe à l'organisation, cause formatrice d'abord et subséquemment conservatrice de l'être vivant; mais loin de reconnaître une autre force présidant à la vie intellectuelle, elle considère celle-ci comme le résultat de l'organisation de l'appareil encéphalique; de sorte que, partie du vitalisme, cette doctrine aboutit résolument au matérialisme animique.

On ne s'étonnera pas sans doute de nous voir rejeter l'une et l'autre opinion qui semblent vouloir, chacune,

(1) Physiologie, t. I, p. 21.

garder un pied différent dans les camps opposés; les considérations qui seront exposées plus tard viendront d'ailleurs suffisamment répondre aux assertions erronées de la dernière.

Nous ne pouvons toutefois nous dispenser de remarquer que le passage de Muller, rapporté tout à l'heure, n'est pas l'expression rigoureuse et absolue de son opinion, puisqu'il paraît admettre ailleurs une doctrine toute différente à laquelle nous n'aurions, sous quelque rapport du moins, nulle peine à nous rallier. Il semble même s'appliquer à combattre la thèse qu'il avait d'abord soutenue : « L'âme, comme cause des phénomènes moraux, de la conception des idées, de la pensée, *ne peut pas être attribuée au cerveau seul;* en tant qu'excitatrice des phénomènes de la conscience, elle n'agit que dans un organe déterminé, dans le cerveau. Elle n'existe que virtuellement dans le simple germe ; mais, pour se manifester comme conscience et agir comme telle sur les organes du corps, elle a absolument besoin de l'organisation du cerveau, sans lequel il n'y a ni sentiment, ni volonté, ni conception, ni pensée. C'est le germe qui produit l'organe au moyen duquel cette âme acquiert la connaissance de soi-même, sent, par l'intermédiaire de l'organe sensoriel, les impressions qui peuvent être faites sur l'organisme et réagit par des impulsions volontaires sur les organes du mouvement soumis à son empire. » (1).

Formulée de cette manière, l'opinion de Muller mérite

(1) Physiologie, t. II, p. 485.

assurément d'être prise en sérieuse considération. Il paraît disposé à rapprocher, quant à l'essence, le principe de l'âme du principe de la vie ; il incline même quelque part à ne reconnaître qu'un seul principe, cause de la vie et de la pensée ; il signale les points à l'égard desquels ils se ressemblent ou diffèrent l'un de l'autre, quant à leurs rapports avec la matière. « Pour se manifester dans la matière, ajoute-t-il, le principe vital n'a besoin que du concours chimique d'influences extérieures, l'âme sentante et pesante a besoin de l'organisation du cerveau. »

Nous n'avons pas dessein de combattre ici l'opinion qui fait de la vie intellectuelle le simple produit de l'organisation de l'encéphale ; les hommes qui n'ont vu, comme Cabanis, dans les phénomènes de la pensée, dans les actes de la conscience, qu'un résultat fonctionnel des hémisphères cérébraux, qu'un produit analogue aux sécrétions glandulaires, ou, comme Broussais, qu'une simple fonction du cerveau, ont assez fréquemment vu toutes leurs assertions complètement renversées, et nous ne pourrions que répéter ce qui a été tant de fois reproduit. Nous nous contenterons de faire remarquer que les partisans du matérialisme animique, ceux que nous venons de nommer comme tous les autres, en sont encore à démontrer comment la matière même organisée, est capable non-seulement de vivre, mais encore de manifester par elle-même les phémènes de la pensée et de la conscience. Bien des fois on a soutenu, contre eux, l'impossibilité d'une pareille conciliation ; à eux de prouver la thèse contraire. Ils répondent, nous le savons, par l'impossibilité de démontrer autre chose que l'organisme et le fait qui se traduit par lui; que, ne voyant rien au-delà, ils ne peuvent rien admettre de plus.

Le matérialisme peut bien expliquer, avec quelque satisfaction pour lui du moins, les actes divers de sensibilité, d'instinct et même d'intelligence, comme des manifestations fonctionnelles de l'encéphale, chez les animaux élevés, mais ce ne sera pas sans embarras qu'il voudra rendre raison d'actes analogues chez des êtres dépourvus de cerveau, chez les insectes, par exemple, qui présentent, développés à un très haut degré parfois, les phénomènes instinctifs.

Il se rejette alors sur la présence de petits organes moins compliqués qui, dans les animaux les plus simples, jouent le rôle du cerveau ; il se contentera même d'une simple cellule nerveuse qui sera pour lui l'appareil organique des actes instinctifs et de toutes les fonctions de relations chez les insectes, s'inquiétant fort peu de justifier le rapport qu'il admet entre des organes si exigus et des résultats si considérables.

La thèse, qui fait considérer les phénomènes de la vie intellectuelle dans l'homme comme le simple résultat de l'exercice fonctionnel du cerveau, n'exige pas de notre part un plus sérieux examen et nous semble devoir être abandonnée.

§ II. — Nous supposons admis l'existence d'un principe cause de l'organisation et de la vie ; l'objet actuel de notre étude est de voir, si ce principe est unique dans l'homme, s'il suffit à rendre raison de tous les actes fonctionnels qui s'y révèlent, ou bien, s'il faut rattacher à un autre principe les phénomènes de la vie intellectuelle.

Nous avons-vu qu'il n'est pas possible d'admettre deux principes pour rendre raison des phénomènes de la vie organique et de la vie de relation dans les animaux; nous avons démontré que les actes fonctionnels des deux ordres exercent les uns sur les autres une influence réciproque et ne peuvent impliquer l'existence de deux principes distincts.

Il n'y a donc pas un principe organique et un principe animal, mais un seul principe de vie dans les animaux. Voyons si, dans l'homme, il y a un principe spécial pour les actes de la vie intellectuelle.

Nous savons que les phénomènes intellectuels, dans l'homme, ne se manifestent pas à toutes les époques et à toutes les périodes de la vie. Pendant la vie embryonnaire et une certaine durée de la vie extérieure la vie organique seule apparait ; bientôt se manifestent les actes de la vie animale, d'abord peu prononcés, puis se développant progresssivement. Mais rien encore ne revèle la présence du principe intellectuel.

Ce principe est-il donc absent, et comment advient-il à l'homme ? D'où lui vient-il ? L'âme surgit-elle tout-à-coup quand l'organisme est devenu apte à la recevoir et à servir d'instrument de ses manifestations ? Toutes questions insolubles dans l'hypothèse du double principe animal et spirituel.

Si on veut que ce principe existe dans l'homme

en même temps que celui de la vie organique, mais qu'il doit attendre, pour se manifester, le développement complet des organes destinés à le révéler, que, jusque-là, il y demeure latent ; nous demanderons si quelque chose démontre que ce principe ne soit pas le même que celui de la vie, qui se manifeste progressivement en raison du développement des organes devant servir d'instruments à ses manifestations.

On sait aussi que, dans certaines conditions données, la vie intellectuelle semble faire défaut alors que la vie se maintient complète dans l'organisme ; nous avons reconnu que les manifestations de l'âme exigent rigoureusement l'intégrité de certains organes et que l'altération de ceux-ci met obstacle à cette révélation

Dans les cas de lésions diverses des centres nerveux la vie intellectuelle cesse tout-à-fait ; mais celà ne témoigne nullement de l'absence de l'âme ; puisque, le désordre organique cessant, on la voit de nouveau se révéler par des actes spéciaux.

Si la vie intellectuelle se modifie et va décroissante à mesure que l'âge s'avance, on n'en peut nullement faire ressortir l'affaiblissement de l'âme elle-même ; mais seulement l'altération lente et progressive de ses instruments matériels.

Il nous paraît donc évident que l'âme doit exister chez l'homme en même temps que la vie ; et nous ne voyons nulle raison pour croire à l'existence de deux principes isolés qui tiennent sous leur dépendance respective la vie et l'intelligence. Ces deux principes devraient être considérés comme inséparables, et, sous peine de vouloir multiplier sans nécessité le nombre des êtres, on doit admettre logiquement qu'ils ne forment qu'une force unique.

Parmi les actes manifestés chez l'homme, il en est que tout le monde considère comme dépendants de la vie intellectuelle; de ce nombre, sont ceux accomplis sous l'empire de la conscience et de la volonté, et qui constituent l'être personnel. L'homme, qui pose ces actes, sait et veut; il a en lui le sentiment d'un pouvoir qui n'est qu'à lui, qui est lui-même.

Ce qu'il a fait, il pouvait ne pas le faire; il y a donc en lui conscience, volonté et liberté. Telles sont les manifestations les plus importantes de l'être intellectuel.

Mais ces actes se posent-ils toujours dans ces conditions? Non sans doute; il arrive que, par suite d'une fréquente répétition, sous l'influence d'une longue habitude, des phénomènes évidemment produits avec conscience se font, plus tard,en dehors de toute influence élective, et par simple spontanéité. On peut même avancer que la plupart des actes de l'intelligence deviennent, par l'habitude, spontanés, irréfléchis.

On ne pourrait éprouver que l'em arras de choisir s'il fallait citer des faits confirmatifs de cette assertion; il suffit, à qui veut s'en rendre compte, d'un instant de réflexion pour en confirmer l'exactitude.

On rencontre, de même, des actes, accomplis sans nulle intervention de la conscience, qui tombent, à un moment donné, sous l'empire de la conscience et de la volonté.

Nous ne parlerons pas des divers mouvements opérés par le fœtus pendant la vie intra-utérime ; l'opinion de Cabanis, qui voyait dans ces actes des phénomènes de réflexion et de conscience, n'est partagée aujourd'hui par personne ; mais tout le monde admet, croyons-nous, que chez le nouveau né, les actes relatifs, à la préhension du sein maternel et à la succion sont d'abord irréfléchis, spontanés, instinctifs; et que plus tard, à la fin d'un allaitement prolongé, ces mêmes actes deviennent le produit de la volonté.

Comment rendre raison de ces différences, en admettant que les mêmes actes sont tantôt accomplis par l'âme et tantôt soustraits à son intervention ? et pourquoi ne pas plutôt reconnaître que l'âme ne tient pas seulement sous son domaine les faits de conscience, de réflexion, etc., mais que les actes inconscients, spontanés de la vie organique sont également de son ressort ; qu'en un mot, le principe qui préside à la vie intellectuelle est, dans l'homme, le même qui commande la vie organique ; qu'il n'y a, par conséquent, qu'un seul principe, une seule âme?

§ III.— Mais la doctrine qui admet dans l'homme un principe de vie intellectuelle, distinct de celui de la vie organique, ne devrait-elle pas également le reconnaître dans les animaux ?

On ne peut contester qu'il se manifeste, chez ceux-ci, des actes qui présentent avec les phénomènes intellectuels de nombreux rapports. Rattachés aux facultés instinctives, ces actes, souvent spontanés, inconscients comme bien d'autres analogues chez l'homme, semblent parfois aussi révéler des traces de réflexion, de mémoire, et s'accomplir sous l'empire des puissances de l'âme. Tous ont pour but, soit la conservation individuelle de l'être, soit la conservation de son espèce.

On s'est plu bien souvent à rehausser des charmes d'une brillante et poétique description, tous ces merveilleux phénomènes de l'instinct qui présentent, dans chaque espèce animale, des caractères variés et marqués souvent de l'analogie la plus complète avec l'expression des facultés les plus élevées de l'intelligence humaine.

Bien des fois on s'est étayé de ces détails pour rapprocher les animaux de l'homme, et abaisser, en quelque sorte, l'infranchissable barrière qui les sépare. On a de cette manière montré, d'une part, les espèces animales s'élevant progressivement jusqu'à l'homme dans la vie intellectuelle, ce dernier n'offrant, sous ce rapport, qu'une nuance graduelle et une différence bien faiblement marquée; on a, de l'autre, représenté l'homme, et la tâche ici était facile, comme se rapprochant des espèces animales par tous les actes qui touchent aux fonctions organiques conservatrices, soit de l'individu soit de l'espèce.

Mais, il faut le reconnaître, à côté de grandes similitudes se rencontrent parfois de nombreuses dissemlances; et si nos jugements, à l'endroit des actes des animaux, tendent souvent à les rapprocher des nôtres, c'est que nous prêtons trop gratuitement aux animaux nos pensées, nos intentions, nos réflexions, en un mot notre intelligence ; et telle est la source de nombreuses erreurs à leur sujet.

On a toujours attribué, ce semble, trop ou trop peu aux animaux sous ce rapport.

La philosophie du XVIIe siècle, dominée presque tout entière par le génie de Descartes, avait adopté les idées de ce philosophe, et s'était accordée à refuser à l'animal toute espèce d'intelligence. On ne révoquait pas en doute, il est vrai, les faits merveilleux manifestés chaque jour sous nos yeux ; mais tous ces actes, rattachés aux phénomènes de l'instinct, étaient considérés comme le produit de l'organisation et assimilés aux mouvements des machines, qui témoignent éminemment du génie industriel de l'homme et nullement de l'intelligence de l'instrument.

Une réaction ne tarda pas à se produire contre de telles idées, et Condillac vint soutenir que, loin de considérer les animaux comme des machines, il fallait plutôt leur attribuer une intelligence plus ou moins rapprochée de celle de l'homme. Les animaux, pour lui, sont capables de réflexion, de raisonnement, et il va jusqu'à leur concéder des idées générales.

C'était, sans doute, pousser loin la réaction ; mais la tendance de notre époque, surtout de la part des zoologistes, semble se rapprocher de cette dernière opinion. Il y a là, à nos yeux, une manifeste exagération.

Nous devons nous arrêter un instant à l'examen de cette

question, qui nous conduira à reconnaître les différences, au point de vue de l'intelligence, qu'on ne peut se dispenser d'établir entre l'homme et les animaux.

Il y a lieu, ce semble, de poser une distinction aussi précise que possible entre les phénomènes de l'instinct et ceux de l'intelligence.

Il est essentiel d'abord de définir *l'instinct*. On désigne, par ce terme, une aptitude et un penchant innés à accomplir certains actes sans savoir pourquoi, ni comment, et cependant sans y être contraint par aucune force extérieure.

L'acte instinctif n'est pas une propriété de l'organisme; il n'est pas non plus le produit d'une impulsion mécanique.

L'homme, sous l'empire de l'instinct, ne sait ni pourquoi ni comment il agit; il sent son action, mais ne s'en rend pas compte; il en ignore la nature, les mobiles et les effets; il agit, en un mot, sans connaissance et sans intention. Aussi le caractère le plus essentiel de tout acte instinctif est-il d'exclure la réflexion et l'expérience.

Toutes les fois, dès lors, que nous voyons un acte nouveau se produire soudainement, sans étude, sans calcul, sans intention distincte, c'est toujours à l'instinct que nous le rapportons.

Tous ces caractères de l'acte instinctif chez l'homme se rencontrent dans les actes identiques des animaux. Mais à côté de ces actes, qui réunissent toutes les conditions que nous venons de dire, il en est d'autres qui, chez le premier, tombent sous l'empire de la conscience et de la volonté, tandis que leur caractère, chez les seconds, est de se manifester toujours en dehors de ces influences ; de telle sorte que ces actes qui, chez l'homme, impliquent quelquefois l'exercice des facultés intellectuelles, demeurent toujours, chez les animaux, en dehors de tout mobile analogue.

Si une interprétation différente est le plus souvent admise sous ce rapport, c'est que nous apprécions avec notre raison et notre jugement les actes que nous voyons accomplis par les animaux ; nous leur supposons le mobile, le projet et le but que nous voudrions atteindre en posant nous-mêmes ces actes. Mais il suffit, pour reconnaître qu'il n'en est pas ainsi, de voir avec quelle rapidité, quelle spontanéité les animaux agissent, dans les cas où il semble y avoir, chez eux, exercice de facultés intellectuelles, comme, d'ailleurs, dans toutes les actions faites d'instinct ; et s'il était vrai qu'alors ils agissent en vertu de l'activité des puissances les plus élevées de l'âme, de la mémoire, de la réflexion, de l'attention, du jugement, etc., il faudrait leur supposer une portée d'esprit bien supérieure à celle que nous trouvons dans le commun des hommes ; il faudrait leur céder le pas sous le rapport de intelligence.

Mais il est évident que, ce qui se fait, chez les animaux, en rapport avec l'exercice des facultés intellectuelles de l'homme, s'opère avec une rapidité, une spontanéité, une sûreté de vues qui excluent évidemment la réflexion, l'attention, enfin avec tous les traits de l'acte instinctif ; et que tous peuvent être classés à côté de ceux qui s'accomplissent chez l'homme en dehors de la conscience et de la réflexion.

Mais, est-ce à dire que nous refusions aux animaux toute faculté intellectuelle, pour ne leur laisser que la puissance de l'instinct? Telle n'est pas assurément notre pensée. Nous savons tous les faits remarquables, nous dirons même merveilleux, qui ont été rapportés en témoignage de l'existence, chez les animaux, des facultés intellectuelles même les plus élevées; nous n'en sommes pas demeurés éblouis.

Faisant la part de ce que l'imagination poétique y a ajouté souvent d'exagération, nous reconnaissons que les faits de ce genre, tels que nous les montre chaque jour une observation impartiale, sont de nature, quelquefois, à frapper d'étonnement notre intelligence; nous ne persistons pas moins à les rattacher, pour la plupart, aux facultés de l'instinct; et si, pour quelques-uns, nous devons reconnaître l'exercice de la mémoire, d'une sorte d'attention et même de raisonnement, nous ne pourrons jamais y voir le produit de ces facultés dans la mesure et avec les caractères qui les traduisent dans l'intelligence humaine.

Nous trouvons, d'ailleurs, dans celle-ci des actes dont on ne peut révoquer en doute l'identité avec ceux qui nous occupent chez les animaux ; nous voulons parler de ceux accomplis sans conscience, sans réflexion, avec ou sans l'intervention de la volonté, et par une sorte d'impulsion spontanée qui les rapproche bien du moins, s'ils ne les rendent pas identiques, aux produits de l'instinct.

Parmi ces actes, nous l'avons dit, il en est qui se font

chez l'homme, tantôt sous l'empire de la conscience et de la volonté, tantôt en dehors de toute influence de ces facultés. Or, dans les deux cas l'acte est le même, nulle différence ne s'y révèle. On invoque, la force de l'habitude pour ceux qui après avoir été posés d'abord avec réflexion et conscience se reproduisent ensuite spontanément et d'instinct; mais comment rendre raison d'actes, d'abord spontanés, qui s'accomplissent ensuite sous le domaine exclusif des facultés intellectuellles, ou d'autres qui ne tombent qu'en partie sous leur influence et ne présentent, quel qu'en soit le mobile, aucun caractère différentiel?

On peut donc ranger dans cette catégorie les actes qui, chez les animaux, procèdent, soit isolément des facultés instinctives, soit à la fois de celles-ci et de quelques-unes des facultés de l'intelligence.

Dire dans quelle mesure ces dernières interviennent n'est pas chose facile ; mais il sera toujours possible de reconnaître de notables différences entre les actes intellectuels de l'homme et ceux des animaux qui semblent s'en rapprocher le plus.

Constatons, cependant, que les uns et les autres dépendent d'une cause différente de l'organisme, d'un Principe qui, pour les tenants du vitalisme, diffère de celui de la vie, et se rapproche de la cause qui, dans l'homme, préside aux facultés de l'intelligence.

Mais pour nous, qui trouvons plus logique la reconnaissance d'un Principe unique, d'une seule *âme* douée de facultés multiples dans l'homme, nous rencontrerons dans cette hypothèse une interprétation plus facile des actes posés par les animaux.

Les actes fonctionnels de la vie organique qui, pour les partisans du double principe, procèdent exclusivement de la force vitale organisatrice et conservatrice, revètent souvent des formes qui les rapprochent des actes dépendants de l'instinct. Ils s'accomplissent, dit Muller, « en vertu de lois rationnelles. » Les actes instinctifs proprement dits sont rattachés par tous à la vie de relation, et ceux qui admettent l'existence du double principe les rapportent non à la force vitale, mais au principe spirituel d'où procède, chez l'homme, les manifestations intellectuelles ; c'est du même principe qu'émanent chez l'animal les actes dépendants de facultés identiques.

Mais s'il est vrai, comme on ne peut le nier, que les actes organiques et les phénomènes de l'instinct, présentent, à bien des points de vue, une grande analogie, si, des deux côtés, on rencontreles mêmes conditions d'activité : spontanéité, irrésistibilité, nécessité ; pourquoi invoquer un principe différent de celui de la vie pour leur accomplissement ? Puisque celui-ci suffit à opérer les phénomènes organiques, pourquoi deux principes pour des actes si peu différents ?

On pourrait, on devrait donc admettre chez les animaux un seul principe cause à la fois des phénomènes organiques et des manifestations de l'instinct.

Mais chez l'animal, il y a, comme chez l'homme, des actes plus élevés que ceux de l'instinct, qui procèdent de facultés supérieures et s'accomplissent sous l'empire de la mémoire, de la réflexion, de la volonté, et peut-être avec conscience. Pour ceux-ci, est-il indispensable de recourir à un autre principe, distinct de celui de la vie? Nous ne le croyons pas.

Nous avons dit que chez l'homme on remarque parfois une fusion complète entre les actes spontanés, irréfléchis, instinctifs et ceux qui se posent sous l'empire de la conscience; nous avons vu les mêmes actes conscients et raisonnés d'abord, se montrer ensuite inconscients et irréfléchis; d'autres accomplis primitivement dans ces dernières conditions, revêtir plus tard le caractère opposé. Comment, avons-nous dit ailleurs, rattacher à des principes différents des actes complétement identiques?

Les actes purement intellectuels et conscients, et les actes instinctifs procèdent donc du même principe; et, s'il en est ainsi pour l'homme, comment pourrait-il en être autrement chez l'animal?

Si donc le principe conscient et inconscient, *l'âme*, est le même dans l'homme que le principe de la vie; la cause des actes instinctifs et des fonctions organiques étant la même chez l'animal, celle qui préside chez celui-ci aux actes conscients et réfléchis ne peut être différente.

Tout concourt donc, on le voit, à faire admettre dans les animaux comme chez l'homme, l'existence d'un principe unique, organisateur et conservateur de l'être vivant; Principe, inconnu dans son essence, *revêtant des caractères différents dans chaque espèce animale, mais demeurant essentiellement identique pour chacune d'elles*, et se manifestant par des facultés progressivement élevées, depuis celles qui se révèlent dans les êtres les plus infimes et même dans les plantes, jusqu'aux actes qui, dans l'homme, dernier terme de la progression, revêtent les traits d'un type *tout spécial*.

XVII.

Des formes de l'organisation.

appareil nerveux, point de départ de la diversité des formes organiques. — Examen de la théorie de l'unité de plan dans l'organisation. — Rapport de quelques appareils spéciaux avec l'organisation. — Rapports avec les conditions de milieu.

Le Principe de la vie dans les êtres est la cause de l'organisation ; c'est lui qui détermine les variétés organiques manifestées dans chaque espèce. Mais dès que la vie a formé son *substratum*, c'est par lui, comme par son instrument, qu'elle révèle son activité.

Les actes fonctionnels, quels qu'ils soient, ceux de la vie organique, comme ceux de la vie animale et de la vie intellectuelle, sont donc subordonnés à l'organisation.

Nous posons ici comme objet de notre examen les formes diverses de l'organisation.

§ I. — Quiconque jette un coup d'œil superficiel et rapide sur ce nombre infini de formes que revêtent les être vivants est tenté d'abord de n'y voir que confusion et désordre ; mais une investigation attentive fait bientôt reconnaître, à côté des grandes dissemblances, des rapprochements possibles.

L'observation des types, offrant entre eux des rapports plus ou moins prononcés, a permis de réunir les êtres en différents groupes ; de là l'idée des méthodes et des classifications adoptées en l'histoire naturelle.

La réunion en catégories, des êtres d'après leur ressemblance, constitue la méthode naturelle qui permet une étude facile des formes de l'organisation.

L'être organisé considéré isolément est un tout complexe, et les différentes parties qui le composent sont, par suite, en relation nécessaire les unes avec les autres. Chacune remplit son rôle dans cette machine plus ou moins compliquée; et si quelqu'une de ces parties faisait défaut, ou cessait de correspondre aux autres, l'ensemble ne subsisterait pas une heure, la machine ne pourrait pas seulement jouer une minute. Cette machine cependant fonctionne pendant un certain temps, tous ses rouages, ses organes, liés par des exigences réciproques, concourent à une même fin : l'entretien et la conservation de l'ensemble.

Mais parmi les pièces qui composent la machine, il en

est qui présentent une importance supérieure à toutes les autres et se rencontrent, d'une manière constante, sous des formes à peu près les mêmes dans un certain nombre d'animaux : Tel est *l'appareil nerveux*. Il est l'instrument des fonctions les plus élevées, et son existence coïncide toujours avec celle d'autres appareils secondaires revêtant aussi les mêmes formes dans les mêmes types d'organisation.

Les formes générales de l'appareil nerveux sont admises, dans la science, comme la base de la division du règne animal en différents groupes.

Considéré dans les êtres les plus simples, cet appareil ne montre d'abord aucune forme définie ; il semble que la trame primaire de l'organisation soit toute composée de substance nerveuse, et que la sensibilité et la contractilité soient l'apanage de toutes les parties de l'être organisé.

Bientôt l'appareil apparaît distinct au sein de la masse organique ; il se présente alors sous la forme d'un ganglion circulaire occupant, ou les parties centrales ou celle qui représente l'extrémité céphalique ; ce ganglion donne naissance à un nombre variable de rameaux ou filaments irradiés dans tous les sens ; telle est la forme du système nerveux chez les Zoophytes.

Dans un groupe plus élevé, il consiste en deux longs cordons étendus à toute la longueur de l'animal et se réunissant d'espace en espace par des renflements où ganglions d'où partent les nerfs. Le plus volumineux de ces renflements, situé dans l'extrémité céphalique, représente le cerveau et donne naissance aux nerfs qui vont aboutir aux organes des sens spéciaux. Telle est la disposition de l'appareil nerveux chez les animaux Articulés.

Dans le troisième groupe, dans les Mollusques, la forme du système est encore différente que dans le précédent : l'appareil se compose de quelques masses ganglionaires plus ou moins considérables, situées les unes vers l'extrémité céphalique et les autres vers le centre de l'abdomen ; des cordons les réunissent, et chacun de ces ganglions donne naissance à de nombreux filaments qui se répandent dans toutes les parties de l'organisme. Ici la disposition des renflements nerveux n'offre plus la régularité observée dans le groupe précédent ; et cette irrégularité se rencontre dans l'animal tout entier.

Enfin, au-dessus de ces trois groupes, s'élève celui des vertèbres, dans lequel l'appareil nerveux se présente sous des formes plus compliquées et revêt une importance plus grande.

Ce système se compose : 1° d'un certain nombre de masses organisées d'une manière très complexe, ce qui fait supposer qu'elles sont douées de fonctions particulières ; 2° d'une autre masse cylindrique aussi très-considérable, qui, comme les masses encéphaliques, donne naissance à des nerfs destinés à tous les organes.

L'appareil tout entier est toujours renfermé dans une enveloppe particulière de structure très-solide, composée de pièces nombreuses, appelées vertèbres, et qui forment, par leur réunion, un canal osseux offrant à son sommet une dilatation en rapport avec le volume de la masse encéphalique à laquelle elle sert d'organe protecteur.

La présence des vertèbres est la condition essentielle des animaux de ce groupe; elle est liée à la forme même de l'appareil nerveux; nous pouvons bien voir disparaître, dans quelques classes, des organes d'une certaine importance relative, tels, par exemple, que les membres dont il restera à peine des vestiges; mais jamais les vertèbres ne feront défaut; aussi a-t-on pris là la base de la dénomination appliquée à ce groupe.

Considéré dans chacun des groupes que nous venons d'indiquer, l'appareil nerveux présente, dans les diverses classes qui les composent, des différences plus ou moins importantes; mais la disposition générale demeure la même et permet toujours, entre les êtres, un rapprochement parfaitement justifié.

Il n'en est plus de même quand on veut comparer entre elles les formes des différents groupes. Ici l'analogie entre les types ne se rencontre plus; la transition de forme de l'appareil nerveux, des zoophytes aux animaux articulés, par exemple, n'offre plus les caractères révélant une progression croissante et insensible; il y a là une différence trop prononcée. Il en est de même entre les articulés et les mollusques, entre ceux-ci et les vertébrés. La diversité des formes entre ces derniers est trop grande pour y voir aucune trace d'enchaînement; aucune forme intermédiaire ne s'y rencontre, il y a toujours un hiatus.

Si, de l'examen de l'appareil nerveux, nous passons à celui des autres parties de l'organisme, nous trouvons aussi des formes toutes différentes dans les différents groupes, le même défaut de transition progressive entre eux ; de même qui se manifestent, entre les classes des groupes ou les individus, une analogie évidente.

Il semble même, si nous considérons l'organisation en général, que la forme de l'organisme tout entier soit subordonné à la disposition de l'appareil nerveux.

C'est en effet la distribution des diverses parties de cet appareil qui détermine, en quelque sorte, la tendance au développement de telle ou telle forme.

Ainsi les Zoophytes revêtent la forme rayonnée en rapport avec la disposition des prolongements nerveux. Chez les Articulés la symétrie des organes, le développement plus considérable des uns par rapport à l'exiguité des autres, sont commandés, par la prédominance des masses et des cordons nerveux dans les premiers, par leur décroissance, leur restriction dans les seconds.

Nous trouvons dans les Mollusques l'irrégularité des formes, qui ne semblent partout que le fait de l'arbitraire et du caprice, en coïncidence avec la disposition du système nerveux distribué sans symétrie dans l'organisme. Le développement plus considérable de certaines parties a lieu, là où se rencontrent des portions plus étendues de l'appareil dominateur et leur forme se trouve déterminée par la direction des rameaux nerveux.

L'embranchement des Vertèbres nous fournira l'occasion des mêmes remarques : il nous présente, comme chez les animaux articulés, la disposition symétrique et régulière des organes extérieurs ; mais dans les organes internes, dans la plupart des viscères, les formes irrégulières et asymétriques coïncident avec l'existence de quelques portions du système nerveux qui présentent les mêmes conditions.

Il y a encore, outre le système nerveux, d'autres appareils dont la disposition détermine et commande la forme d'organes accessoires liés aux premiers dans l'ordre fonctionnel ; mais ceux-ci présentent un rapport spécial avec les conditions d'existence des êtres, et nous aurons à les considérer plus particulièrement ailleurs.

Si l'appareil nerveux détermine la forme générale de l'organisation ; si, à part l'identité dans la composition de ses éléments, il présente entre les groupes d'êtres vivants des différences de formes qui rendent impossible tout rapprochement légitime, nous devons reconnaître comme rationnelle la séparation des êtres en embranchements, telle que la science l'a admise jusqu'ici.

Il s'est élevé cependant, à cet égard, de remarquables dissidences.

§ II. — L'unité de plan dans la composition organique est admise sans conteste pour tous les êtres d'un même embranchement ; la forme, dans les différentes classes, présente des modifications transitoires, décroissantes dont la chaîne peut être facilement suivie, mais en conservant toujours des traits manifestes du type général. Des auteurs ont prétendu reconnaître aussi cet enchaînement entre les groupes et n'ont pas voulu de cette scission dont nous soutenions tout à l'heure l'évidence.

Il ne nous est pas permis de songer à exposer ici avec quelque détail la théorie ingénieuse de M. Geoffroy Saint-Hilaire ; nous ferons seulement remarquer que l'hypothèse de *l'identité de composition*, admise pour l'organisation animale toute entière, constitue une idée très complexe que l'auteur n'applique pas seulement à l'organisation générale des êtres, mais aussi aux parties isolées de l'organisation.

Le savant professeur suit, par exemple, les transformations successives que subit un organe dans une série décroissante ; il le voit, par ses modifications, adapté à des usages différents, puis ne se montrant plus que sous une forme rudimentaire et réduit à une complète nullité fonctionnelle, enfin disparaissant tout à fait.

Il arrive, dès lors, que si la *loi des connéxions* trouve sa raison d'être dans une certaine série, elle cesse d'être applicable à un moment donné, l'organe faisant défaut.

Mais alors l'auteur ne perd pas de vue, pour cela, la représentation de sa théorie : si une partie se trouve, dans un système, considérablement réduite ou complétement anéantie, il en est d'autres, dans le même système ou dans un système en relation intime avec le premier, qui présentent un développement exagéré et en rapport avec la réduction ; telle est l'application de la *loi du balancement des organes* admise aussi par l'auteur.

Il ressortirait, de ce dernier fait, que l'idée d'identité ne porte pas sur les organes mais sur les matériaux d'un même système.

On voit donc que l'illustre zoologiste commence d'abord

par présenter des analogies sensibles entre les organes; et jusque-là il n'y avait rien dans son hypothèse qui ne fût depuis longtemps admis ; il voulut plus tard généraliser la théorie; et on doit reconnaître que s'il est quelquefois heureux dans ses développements, il lui arrive aussi parfois d'éprouver quelque peine à découvrir de l'analogie entre certains organes, et il faut alors qu'il en appelle à d'autres lois qui ne semblent pas fort conciliables avec celles primitivement admises.

La théorie de M. Geoffroy Saint-Hilaire fut, à sa naissance, l'objet de vives et sérieuses attaques de la part de Cuvier. La lutte, au sein de l'Institut, fut longue et ardente.

Cuvier fit ressortir tout ce qu'avait d'exagérée la généralisation d'une pareille théorie; il reconnut la corrélation des formes et l'harmonie des parties dans les êtres composant chacun des groupes de l'organisation, mais il repoussa l'assimilation entre les différents groupes. « Le principe de l'unité, restreint comme il doit l'être, paraît d'une vérité incontestable, mais il est loin d'être nouveau; il forme, au contraire, une des bases sur lesquelles la zoologie repose depuis son origine. Mais, si par unité de composition, on entend identité, on dit une chose contraire au plus simple témoignage des sens. Si, par là, on entend ressemblance, analogie, on dit une chose vraie, dans de certaines limites, mais aussi vieille, dans son principe, que la zoologie elle-même. » (*G. Cuvier*).

— Ce principe, d'ailleurs si important, est loin d'être unique. — Cuvier au contraire n'y voit qu'un principe subordonné à un autre, bien plus élevé et bien plus féconde, à celui des conditions d'existence, de la convenance des parties, de leur coordination pour le rôle que l'animal doit jouer dans la nature.

Tel est le vrai principe philosophique d'où découlent la possibilité de certaines ressemblances, l'impossibilité de certaines autres; tel est le principe rationnel d'où celui des analogies de plan et de composition se déduit, et dans lequel, en même temps, il trouve des limites qu'on vodurait en vain méconnaître.

Nous ne nous étendrons pas davantage sur cette question qui a dû nous occuper un instant ici eu égard au rapport qu'elle présente avec l'objet actuel de notre examen. Nous avons fait ressortir la part que prend le système nerveux dans la détermination des formes organiques, et nous avons remarqué que sa disposition devient le point de départ de la division des êtres en différents groupes entre lesquels nul rapport d'analogie ne peut être admis.

§ III. — Mais à côté de ce système qui commande la forme générale, il en est d'autres dont la disposition détermine la forme spéciale d'organes concourant, avec les premiers, à l'exercice des mêmes fonctions.

Un des appareils les plus importants à ce point de vue, c'est l'appareil respiratoire. Il faut l'observer dans chacun des groupes de l'organisation.

Considéré dans l'embranchement des vertébrés, l'appareil respiratoire tient sous sa dépendance plusieurs autres fonctions importantes : la circulation lui est complétement subordonnée. C'est de l'air atmosphérique et de la quantité d'oxygène absorbé que le sang tient sa mesure variable d'activité ; et c'est particulièrement sur le système musculaire que celui-ci porte son influence. L'énergie et la rapidité des mouvements sont donc sous l'empire de la respiration. Les formes extérieures de l'organisme qui résultent du développement musculaire se rattachent donc aussi aux organes respiratoires.

Entre les animaux vertébrés ceux qui présentent un développement plus considérable des fonctions respiratoires sont aussi doués au plus haut degré de l'énergie musculaire. Les oiseaux sont de tous les êtres ceux qui ont à développer, dans l'exercice du vol, une plus grande puissance musculaire ; et c'est aussi chez les oiseaux que se fait dans la respiration une dépense plus considérable de gaz oxygène.

Nous pourrions trouver encore, en les considérant dans les groupes inférieurs, les mêmes rapports d'activité générale avec l'énergie des actes respiratoires. Chez les insectes, par exemple, l'air atmosphérique pénètre dans l'organisme par des trachées et se trouve en contact avec le fluide nutritif non au sein d'un organe spécial, mais dans presque toutes les parties de l'organisme. Le sang est, pour ainsi dire, modifié sur place au siége même des organes ; et de là résulte une très grande activité et une grande énergie de mouvements chez ces animaux.

Il est une troisième fonction qui présente aussi de fréquents rapports avec des parties accessoires de l'organisme, c'est la nutrition. Le mode d'alimentation, par exemple, est constamment en rapport avec tout l'appareil de la digestion ; la forme et l'étendue de l'appareil, les organes de la mastication, ceux de la préhension des alimens, les organes secréteurs des sucs digestifs différeront selon que l'animal est herbivore ou carnivore. Les organes de la locomotion et même quelques organes des sens se trouveront aussi subordonnés à l'alimentation en même temps qu'aux exigences spéciales de l'organisme.

§ IV. — Les deux derniers appareils dont nous venons de signaler les rapports avec un grand nombre de parties accessoires, ont, à leur tour, leurs dispositions subordonnées à des causes étrangères, dont la relation avec les êtres organisés ne peut être révoquée en doute. Ces causes sont les *conditions de milieu* au sein desquelles les être organisés sont destinés à vivre.

Le plus important des milieux est l'air atmosphérique ; il est, pour tous les êtres vivants, essentiellement nécessaire; aussi tous sont-ils pourvus d'un appareil fonctionnel destiné à recevoir ce fluide.

Cet appareil varie selon la condition même du milieu. Tantôt il admet l'air à l'état de pureté et en très grande abondance ; ce qui a lieu chez les oiseaux qui en font une consommation considérable, et ont besoin d'une grande énergie musculaire et d'une puissante activité. Tantôt il recueille ce fluide dans les plus basses régions de l'atmosphère ; il le puise encore sans mélange, mais n'en exige pas une si grande abondance ; et la mesure de consommation va progressivement décroissante des mammifères aux reptiles. Ces derniers ne reçoivent d'ailleurs par les poumons qu'une partie de leurs besoins ; ils trouvent dans l'appareil cutané un organe respiratoire supplémentaire.

Enfin cet appareil se modifie dans les êtres destinés à recueillir l'air mélangé à l'eau : Telles sont les branchies chez les poissons.

D'autres formes de l'organe respiratoire se rencontrent dans les groupes inférieurs ; ces êtres , d'une plus grande simplicité de structure, dépourvus d'appareil spécial pour la circulation, n'ont pas non plus d'organe particulier pour l'air atmosphérique ; le fluide pénètre dans l'organisme par de nombreux pertuis appelés trachées , à travers lesquels il va localement modifier l'élément nutritif.

Enfin, dans les derniers degrés de l'organisation l'air , encore indispensable, mais consommé en très faible proportion, ne trouve plus de voies spéciales de pénétration ; c'est à travers les téguments qu'il arrive à modifier par son contact le liquide nutritif.

Nous avons établi plus haut le rapport des formes de l'appareil respiratoire avec les diverses parties de l'organisme qui lui sont subordonnées, nous n'y reviendrons pas.

Un autre milieu, auquel se trouve subordonné aussi un important appareil , est constitué par les éléments de la nutrition. L'appareil de la digestion et ses organes accessoires doivent nécessairement présenter des dispositions en rapport avec le mode d'alimentation. Une différence profonde doit s'y montrer selon que l'animal est ou carnivore ou herbivore ; l'étendue ou la capacité de l'organe digestif, les moyens de préparation des substances alimentaires, mastication et salivation, doivent varier en effet dans ces deux cas. Les organes de la locomotion, au point de vue de leurs dispositions, devront lui être soumis. Le volume et les formes de certaines parties de l'organisme seront également dépendants du milieu nutritif.

Mais ces deux conditions de milieu ne sont pas les seules à exercer sur les formes organiques, leur profonde influence. Si celles-ci agissent sur les appareils généraux, il en est d'autres dont la réaction, sans retentir aussi loin, est tout aussi réelle.

L'eau est le milieu où vivent certaines espèces animales; nous avons vu, que dans cette condition, l'appareil respiratoire avait subi une transformation complète. L'air atmosphérique arrive aux organes mêlé à l'eau, et les poumons sont remplacés par des branchies. Mais des formes nouvelles apparaissent ici dans l'appareil locomoteur; l'animal, destiné à se mouvoir au sein d'un fluide bien plus dense que l'air atmosphérique, devait être pourvu d'organes locomoteurs adaptées aux conditions de ce milieu et d'un appareil musculaire d'une grande activité et d'une remarquable puissance.

Les conditions de température et de lumière modifient aussi l'organisation, mais dans une mesure restreinte. L'appareil de la vision, par exemple, subira quelque différence en rapport avec le degré variable d'intensité de ce dernier milieu; mais ces modifications restreintes pourront aussi se produire dans les individus sans nulle influence sur les conditions de l'espèce.

Les conditions générales de milieu peuvent, tout en demeurant les mêmes essentiellement, subir et subissent en effet des variations d'intensité; telles sont les différences des climats et des saisons qui entraînent nécessairement, à leur suite, des modifications dans l'alimentation et dans les conditions fonctionnelles des animaux

Mais il faut remarquer que les modifications organiques dépendantes de ces causes laissent subsister intacts les caractères des espèces animales; et, quelque grande que soit leur puissance, elles n'entraînent jamais, comme résultat, que des modifications superficielles capables, toutefois, de se transmettre par voie de génération et de constituer, en se perpétuant, une variété organique.

Cette nouvelle forme subsistera tant que les conditions d'existence demeureront les mêmes; mais pourra aussi, sous l'empire de la cessation des causes, arriver, par des transitions décroissantes, à reproduire le type primitif; l'intensité de ces modifications sera alors toujours subordonnée à l'intensité des causes déterminantes.

Ces modifications constitueront parfois un progrès dans le développement des êtres, une tendance vers le perfectionnement des formes organiques, entraîneront parfois une dégénérescence du type spécifique; et, si cette dégradation porte sur des organes importants, si l'organisme tout entier se trouve profondément altéré, elle cessera bientôt par l'extinction même des individus, par leur inaptitude à la reproduction.

Ces considérations donnent l'idée du mécanisme de la formation des *genres* et des *variétés* issus de chacune des espèces animales, celles-ci conservant toujours leur intégrité. Ces changements, il est vrai, atteignent parfois des limites qui ont pu faire douter un instant de la réalité originelle des êtres, au point de faire croire à l'existence de différences réellement spécifiques; mais les caractères généralement admis aujourd'hui comme distinctifs des *espèces* entre elles prémuniront contre l'erreur et empêcheront toujours d'admettre la fusion ou la transition des formes spécifiques des unes dans les autres.

Ces données, qui se rapportent à l'organisation animale toute entière, trouvent surtout dans l'homme de puissants motifs d'application.

La question de l'unité de l'espèce humaine rencontre encore de nos jours quelques dissidences; les différents caractères, qui distinguent entre elles les races humaines, considérés, par les uns, comme modifications dépendantes de causes extérieures, telles que température, climat, alimentation, mode d'existence, etc., sont donnés, par les autres, comme caractères assez tranchés pour admettre des espèces originelles différentes.

Cette dissidence résulte de ce que les deux opinions ne veulent pas admettre, pour caractériser *l'espèce*, la même définition. L'expérience fait défaut ici pour éclairer la question ; nous ne pouvons pas reconnaître, par l'investigation des faits, la nature des modifications opérées dans l'espèce humaine par l'influence des conditions que nous venons d'indiquer. Ces changements sont toujours le résultat d'une action très lente dont la durée dépasse les limites de l'observation humaine. Mais nous pouvons apprécier chez les animaux, sous l'empire des mêmes causes, des modifications assez profondes pour admettre la possibilité de celles qui, sous les mêmes influences, se produiraient dans l'espèce humaine ; et cet examen nous conduirait à admettre la doctrine de l'unité de l'espèce et de la diversité des races humaines, comme bien plus rationnelle que la pluralité originelle de celles-ci.

XVIII.

Des formes de l'organisation *(Suite)*. — De l'activité fonctionnelle considérée comme cause déterminante des modifications organiques. — Examen de quelques systèmes prétendus philosophiques.

---

§ I. — Il est enfin une dernière cause admise comme capable de déterminer dans les animaux des modifications organiques, c'est la diversité de l'activité fonctionnelle.

L'exercice des organes détermine une activité plus grande de la nutrition et, par suite, leur accroissement. La condition contraire, le défaut d'activité, opère en sens inverse et peut amener une décroissance, par défaut de nutrition, qui va parfois jusqu'à l'atrophie. L'activité fonctionnelle, en même temps qu'elle agit sur l'organisme, peut aussi amener le perfectionnement des actes qu'il accomplit.

Mais ce fait, dont on ne peut révoquer en doute la réalité, a été l'objet d'étranges exagérations de la part de certains hommes, moins soucieux de déductions rationnelles que d'innovations originales et parfois ridicules. Prenant pour point de départ une idée soutenue dans la science sur une observation assez rigoureuse, l'idée d'une transition croissante et progressive dans l'organisation animale, s'élevant des espèces les plus simples jusqu'aux êtres d'une structure plus complexe, d'une activité fonctionnelle fort circonscrite à l'exercice des actes nombreux et compliqués que nous montrent les animaux supérieurs, des savants ont cru pouvoir admettre, comme possible, la transition, à l'origine, des espèces les plus basses à celles plus élevées.

Voyant que le plus ou moins d'usage d'un organe en augmente ou diminue quelquefois la force et le volume, ils se sont imaginé que des habitudes ou des influences extérieures, longtemps continuées, ont pu changer par degrés les formes des animaux au point de les faire arriver successivement à toutes celles que montrent maintenant leurs différentes espèces; idée peut-être la plus superficielle et la plus vaine de toutes celles que la science ait jamais vu surgir. On y considère les corps organisés comme une sorte de pâte ou d'argile qui se laisserait mouler entre les doigts. Aussi, du moment ou les auteurs de cet étrange système ont voulu l'exposer avec quelques détails, ils sont tombés dans le ridicule.

« Quiconque ose avancer sérieusement, dit Cuvier, qu'un poisson à force de se tenir à sec, pourrait voir ses écailles se fendiller et se changer en plumes et devenir lui-même un oiseau, ou qu'un quadrupède à force de pénétrer dans des voies étroites, de se passer à la filière, pourrait se changer en serpent, ne fait autre chose que prouver la plus profonde ignorance de l'anatomie Quel rapport y a-t-il entre l'organisation compliquée et admirable de la plume, ses tuniques, ses vaisseaux, ses cupules transitoires sur lesquelles se moulent ses barbes, et dont il reste une partie dans son tuyaux, ses barbules de plusieurs ordres; quel rapport, dis-je, y a-t-il entre tout cela et une écaille qui se fendillerait? Il y a mieux, c'est que l'écaille n'est pas d'une texture qui lui permette de se fendre ainsi en se desséchant; et voilà cependant un spécimen de ce que nous proposent des auteurs vantés! De pareilles idées ne font que démontrer combien sont étrangers aux connaissances anatomiques, ceux qui peuvent croire que l'oiseau n'a pas été fait pour être un oiseau, le papillon pour être un papillon, l'étoile de mer pour être une étoile. Toutes ces transformations, aisées à imaginer pour celui qui rêve, s'évanouissent pour celui qui disséque. »

Gardons-nous de croire cependant que toutes les peines prises pour établir ces hypothèses aient été complétement stériles pour la science. Elles ont conduit à la découverte de plusieurs faits intéressants qui seraient peut-être demeurés longtemps ignorés, si l'on n'eut été incité à leur recherche par la passion même des systèmes.

« Ce qui reste de vrai, après tant de controverses et de tentatives de systèmes prétendus philosophiques, c'est que la nature, inépuisable dans sa fécondité et toute puissante dans ses œuvres, si ce n'est pour ce qui implique contradiction, n'a été arrêtée, dans ses innombrables combinaisons de formes, d'organes et de fonctions qui composent le règne animal, que par les incompatibilités physiologiques; elle a réalisé toutes celles de ces combinaisons qui ne répugnent pas; et ce sont ces répugnances, ces incompatibilités, cette impossibilité de faire coexister telle modification avec telle autre, qui établissent entre les divers groupes d'êtres, ces séparations, ces hiatus qui en marquent les limites nécessaires, et qui constituent les embranchements, les classes, les ordres et les familles naturelles. » (Cuvier.)

Nous arrivons donc à la suite de ces considérations, sur les formes de l'organisation, à reconnaître, la permanence de celle-ci dans les espèces et l'impossibilité absolue d'admettre la transition d'une forme spécifique à une autre. On peut bien parvenir, ainsi que nous l'avons dit plus haut, à produire, par le mélange d'espèces très voisines, et dont la distinction spécifique peut même quelquefois paraître douteuse, quelques modifications de formes qui semblent la fusion des deux producteurs; mais remarquons que ces différences ne portent jamais que sur des parties peu importantes et que les systèmes généraux n'en sont pas le siége. Ces modifications d'ailleurs ne sont jamais permanentes et disparaissent bientôt quand cesse le mélange artificiel d'individus d'espèce différente.

Nous ne devons pas omettre de signaler ici en quelques lignes, un autre système philosophique basé sur de prétendues lois générales de conformation du fœtus des mammifères aux diverses phases de son évolution, avec les divers animaux à leur complet développement, depuis les classes les plus infimes jusqu'à l'animal objet de comparaison. Ainsi, quelques ressemblances de proportion du cerveau des fœtus de mammifères avec ceux des vertèbrés ovipares; la multiplication des os du crâne dans ces fœtus, analogue, à quelques égards, avec ce qui a lieu dans une partie de ces mêmes ovipares; la disposition des organes de la circulation et de la respiration dans les poissons, assez semblables à celle des lézards, des batracieux; et une analogie plus légère dans celle des embryons d'oiseaux et de mammifères, avec celles des poissons, et, dans leur fœtus, avec celle des reptiles; quelques autres rapports de ce genre entre certains organes, ont fait dire que les classes, inférieures surtout, étaient, en quelque sorte, des fœtus des supérieures.

On ne s'en est même pas tenu, à cet égard, aux animaux vertébrés, aux reptiles et aux poissons : l'embryon dans les premiers moments, ne montrant qu'une forme allongée sans membres apparents, on a cru y voir un ver ou un insecte. En un mot, on avait étendu cette loi jusqu'au dernier des animaux : le mammifère devait passer par toutes les formes des autres animaux avant que d'arriver à la sienne; les classes inférieures n'étaient que des arrêts dans le développement de l'animal général; l'animal parfait contenait tous les autres. L'homme avait donc passé par toutes les phases de l'organisation avant d'arriver au développement complet qui réunit tous les caractères de son espèce.

Ces idées ne peuvent plus figurer, à l'heure qu'il est, dans la science, qu'à titre de souvenirs historiques, à côté des théories philosophiques de Spix, de Carus et d'autres savants de l'Allemagne; théories qui n'ont dû leur vogue d'un jour qu'à l'adresse imaginative de leurs auteurs, qui, plus désireux de la paternité d'un système quel qu'il soit, que de la vérité scientifique, sont parvenus à faire ressortir les faits qui semblaient favorables à leur hypothèse, en même temps qu'ils laissaient dans l'ombre tous ceux qui paraissaient de nature à ébranler la valeur de leur déductions; s'exposant ainsi au danger de voir leur bonne foi scientifique mise en question par les hommes les plus soucieux de la vérité.

§ II. — L'homme, au point du vue de l'organisation, se trouve sous l'empire de toutes les causes qui s'exercent sur les animaux. Il possède les caractères généraux de l'espèce, et son organisme subit l'influence des conditions de milieu dans lesquelles se passe son existence. Cependant les modifications que déterminent celles-ci ne portent pas sur les systèmes généraux de l'organisme, mais seulement sur des parties d'une importance secondaire, et ne vont jamais jusqu'à modifier les caractères spécifiques.

On voit bien en effet, sous l'empire de ces causes se manifester des changements dans la couleur de la peau, dans la disposition des traits de la face, dans le développement variable des membres, et même dans la forme de la tête; mais, entre toutes ces différences qui, en se transmettant, par la génération deviennent permanentes tant que subsiste l'action des mêmes causes, il n'en est aucune qui ne se rencontre chez les animaux dont l'identité spécifique n'est nullement douteuse; différences que nous voyons se reproduire sous nos yeux, que nous faisons naître à volonté par le transport des animaux dans les divers climats, ou en les soumettant à l'action de milieux dans des conditions spéciales; et si nous ne pouvons pas, sur l'homme, apprécier aussi bien ces changements, c'est d'abord qu'ils se produisent avec plus de lenteur, et ensuite que nos ressources intellectuelles nous permettent une résistance plus grande contre ces influences, au point de les paralyser souvent. Il faut donc alors que l'expérience se prolonge davantage, et il n'est pas assez tenu compte, sous ce rapport, de la nécessité du temps.

Il est évident d'ailleurs que, pour les variétés des races humaines, les caractères, admis comme déterminant *l'espèce*, sont applicables à toutes et uniquement à elles : Toutes se composent d'individus caractérisés par un ensemble de traits distinctifs dont la transmission est naturelle, régulière et indéfinie.

La fusion entre les diverses races humaines, la fécondité indéfinie des produits sont des faits que la passion ou les idées préconçues ont pu seuls révoquer en doute; mais que l'analogie ou les déductions les plus rationnelles imposent à l'intelligence.

Il n'est donc plus possible aujourd'hui de baser sur quelques caractères superficiels, tels que la couleur de la peau, celle des cheveux et de l'iris, quelques légères différences dans la forme du crâne ou dans celle du bassin, le développement variable des membres, l'exhubérance de certains tissus dans quelques parties, comme le tissu adipeux aux régions fessières, l'admission de la multiplicité originelle de l'espèce humaine. Il n'est aucun de ces caractères, qui, chez les animaux, ne puisse être produit artificiellement sous nos yeux et constituer le point de départ de variétés capables de se transmettre indéfiniment par la génération, mais qui peuvent cesser aussi, par le retour au type primitif, quand disparaissent les conditions qui ont donné lieu à leur développement.

Mais parmi toutes les causes modificatrices, il n'en est aucune qui exerce sur les animaux une action plus puissante que l'état de domesticité. C'est dans cette condition que l'animal éprouve les changements qui forment les types de toutes les variétés que nous connaissons.

Et ce n'est pas seulement au point de vue de l'organisation que ces changements ont lieu, ils se manifestent aussi du côté des actes fonctionnels, bien que les organes qui y concourent n'aient été l'objet d'aucune modification. L'animal, dans cet état, perd une partie des facultés instinctives que l'état sauvage lui conserve, et acquiert, en échange, une aptitude plus grande aux habitudes que lui impose la domination de l'homme.

Dans l'espèce humaine, les diverses conditions de l'état social et de l'état sauvage, qui impriment à l'organisation leur cachet respectif, entraînent aussi, dans les aptitudes intellectuelles, des différences profondes. La première de ces conditions est seule capable de développer chez lui la plénitude des facultés intellectuelles; tandis que la seconde contribue plutôt à la libre activité des facultés instinctives et des passions qui leur correspondent.

Remarquons encore ici que, dans le milieu social qui forme la condition naturelle de l'homme, il faut, pour le développement complet de ces nobles facultés, une condition essentielle, la liberté, en dehors de laquelle, loin de développer l'intelligence, l'homme perd plutôt son aptitude naturelle et demeure constamment au-dessous de ce que laissaient attendre son organisation et sa nature.

L'esclavage en effet, est la cause la plus puissante de l'infériorité apparente de certaines races humaines, sous le double rapport de l'organisation et des facultés. Réduites, par le despotisme, à l'impuissance de développer les aptitudes naturelles à l'espèce, elles présentent, dans l'amoindrissement du volume de la tête, des caractères de dégénérescence qui ne se révèlent pas moins dans les autres parties de l'organisme ; et nous voyons ici un exemple évident *d'une modification organique déterminée par la diminution d'activité de la fonction.*

Ce rapport ne se rencontre pas seulement dans les races dégradées par la servitude; il s'observe aussi, comme fait isolé et individuel, dans les cas d'activité variable des facultés intellectuelles : de deux sujets, par exemple, présentant à une époque de la vie, le même volume de l'appareil encéphalique et parcourant des carrières opposées, l'un livré aux travaux de l'intelligence et l'autre adonné aux occupations qui exigent seulement l'exercice des forces musculaires ; le premier présentera, au bout de quelques années, un développement organique de l'encéphale bien plus considérable que le second.

Nous devons donc admettre une influence réciproque chez l'homme, comme chez les animaux, de l'activité fonctionnelle et du développement de l'organisme.

Cette condition de dégénérescence à la fois intellectuelle et organique dans l'homme, de même que ces modifications superficielles de certaines parties, ne doivent donc pas être considérée comme caractères spécifiques; mais comme révélant une dégradation, fruit de la servitude.

Elle ne peut, en aucune manière, justifier la domination arbitraire de certaines races sur les autres, puisque toutes ont eu, à l'origine, une souche commune; et la persistance d'une telle situation, qui ne se justifie à aucun point de vue, ne peut être que le fruit des plus basses passions et du plus vil intérêt.

XIX.

Des rapports de la vie et de l'organisation. — Des phases diverses d'activité de la vie.— Rôle des agents excitateurs et conservateurs de la vie.

---

§ I. — Nous avons vu, à propos de l'étude de la vie phénoménale, que tous les auteurs faisaient intervenir dans la définition du fait, la durée limitée de sa manifestation. Or, la vie, dans cette période circonscrite, ne se montre pas, chez tous les êtres non plus que chez le même sujet, dans un égal et constant degré d'activité. Quelle est la cause de cette différence? quels rapports se rencontrent entre l'activité de la vie et l'organisation? quelles relations, avec les diverses conditions étrangères à l'organisme? Tels vont être les objets de notre examen.

Nous devons d'abord constater les faits, pour arriver ensuite à la recherche des causes.

Considérée dans les êtres en général, l'activité de la

vie apparaît à l'observateur sous des conditions fort variables. Parmi les différents groupes des animaux, celui des oiseaux la présente dans sa plus grande énergie ; celui des reptiles la montre dans une mesure bien moins intense ; dans les mollusques, elle apparaît à un degré plus faible encore.

La vie, dans sa période limitée, offre des phases diverses assez analogues dans tous les êtres vivants, mais variables, selon les espèces, quant à la durée de chacune d'elles.

C'est à son origine, ce semble, alors qu'elle a à former, à développer l'instrument et le théâtre de ses manifestations, que la vie se révèle par les phénomènes de la plus grande énergie. Il faut, en effet, qu'elle produise, aux dépens des éléments qui accompagnent le germe, tout ce qui doit plus tard constituer l'organisation spécifique de l'être.

Mais bien qu'alors aucun organe ne soit formé, bien qu'elle n'ait alors pour support qu'un atôme en quelque sorte, que cette force soit presque à l'état d'existence isolée et que, dépourvue encore d'organes, elle borne son travail à l'acte de nutrition, elle concentre, dans cette fonction, la plus simple qui soit, toute son exubérante énergie, et produit progressivement tous les organes qui doivent fonctionner plus tard dans une merveilleuse et parfaite harmonie.

Toute la période de croissance ou de développement est marquée par cette suractivité des phénomènes de la vie ; sa durée, variable selon les espèces, est constamment en rapport avec la durée de la vie elle-même ; elle se montre très courte là où la vie ne maintient l'organisme que pour un temps fort restreint ; elle se prolonge davantage quand celle-ci est plus longue, et d'autant plus que les phases diverses de la vie générale mettent plus de temps à s'accomplir.

Dès que l'organisme est formé, la vie semble perdre peu à peu le surcroît d'énergie qu'elle manifestait naguère ; l'organisme n'a plus rien à acquérir, plus d'instruments nouveaux à créer ; mais cet état stationnaire exige encore une grande activité, bien qu'inférieure à celle de la période précédente.

Les actes de nutrition continuent de s'accomplir; mais au lieu d'avoir à former de nouvelles parties, ils se bornent à maintenir l'organisme dans un équilibre plus ou moins parfait ; ils viennent bien encore fournir aux divers organes des éléments nouveaux de composition, mais seulement ce qu'il en faut pour compenser les pertes imposées par la désassimilation de la nutrition ; il y a, en un mot, dans les deux actes fonctionnels de la nutrition, une influence égale, et, comme résultat pour toutes les parties de l'organisme, état stationnaire.

Cette deuxième période, comme celle de la croissance, présente, selon les espèces animales, une durée variable et également subordonnée à la durée de la vie générale.

Enfin, vient une époque où l'organisme, loin de s'accroître, ne conserve même plus ses conditions stationnaires : il y a diminution, décroissance de volume.

L'acte de nutrition continue de s'opérer, mais l'une des

deux parties de cette fonction dépasse la limite d'activité de l'autre. Ce n'est pas, comme dans la période d'accroissement, l'assimilation qui l'emporte par son activité sur la désassimilation; mais celle-ci conserve seule toute son énergie, tandis que la première, dont l'action est ralentie, devient impuissante à réparer les pertes occasionnées par la seconde. Dans la première phase de la vie, la désassimilation conserve une activité normale; mais l'assimilation se manifeste dans un surcroît de puissance; dans la dernière, c'est encore la désassimilation qui conserve ses conditions normales, et l'assimilation demeure insuffisante à la réparation.

§ II. — Mais, dans ces divers phénomènes que nous venons d'exposer, quelle part revient à l'organisme? quelle, au principe de la vie? quelle, aux causes extérieures?

Nous nous trouvons de nouveau, dans l'examen de ces questions, en face des diverses doctrines dont nous avons eu ailleurs à apprécier les principes ; nous aurons ici à considérer les solutions qu'elles apportent. Nous prendrons, pour point de départ, les faits tels que nous venons de les exposer, et sur lesquels nulle dissidence n'est possible, et nous rechercherons, pour leur solution, une explication plus logique que celle admise par les théories qui nous sont opposées.

Si nous demandons quelle part revient à l'organisme dans la première phase de la vie, dans celle du développement, la réponse ne sera pas difficile. Où est l'organisme au moment où la vie commence à se manifester? Il n'est pas encore. La vie cependant n'est pas sans *substratum*. Elle a pour véhicule une simple cellule au sein de laquelle elle va former les divers éléments de l'organisation d'abord, puis les organes eux-mêmes.

On dit bien, il est vrai, que cette cellule, où se montre la vie, est déjà un organisme infiniment plus compliqué que nous ne pouvons le croire au témoignage de nos sens, qu'il s'y opère une élaboration intime tout à fait identique au travail incessant qui doit se faire subséquemment au sein de tous nos tissus, et que cette activité est alors déjà, comme elle le sera plus tard et toujours, le résultat de l'organisation.

Mais si cette réponse peut donner satisfaction à ceux qui ne veulent rien admettre au-delà de ce que constatent les sens, qui ne veulent reconnaître que des choses matérielles et refusent toute croyance à l'existence de forces étrangères ; elle ne suffit pas à ceux qui prétendent nécessaire l'admission de celles-ci pour l'explication des faits observés.

Nous avons remarqué que c'est quand le germe se rencontre dans la mesure la plus infime, que la vie apparaît élevée à sa plus haute puissance ; c'est qu'alors elle a à produire l'organisme tout entier. On ne peut donc pas dire que la vie est le résultat d'une organisation qui n'existe pas encore.

On ne peut pas non plus admettre que la suractivité de la vie soit le produit de cette simple ébauche de l'organisation ; et il faut bien reconnaître qu'elle dépend tout entière de l'énergie de la force ou principe de la vie.

Nulle proportion, nul rapport n'existe entre cette première esquisse de l'organisation et l'énergie vitale ; celle-ci n'en peut donc pas être le résultat ; et nulle explication n'est possible sans recourir à l'intervention d'une cause immatérielle, agissant comme force, constituant le principe même de la vie et se manifestant à son origine dans sa plus haute puissance.

Mais si la vie était le résultat de l'organisation, c'est à l'heure où celle-ci a atteint son parfait développement qu'elle devrait se montrer plus active. Or, nous savons qu'il n'en est pas ainsi ; nous avons déjà remarqué que, dans cette période, l'activité des actes fonctionnels était inférieure à celle que nous avons constatée pendant la phase de croissance. Nous trouvons donc dans ce fait, que personne ne peut, ce semble, révoquer en doute, un nouveau témoignage de la subordination au principe même de la vie plutôt qu'à l'organisme, de l'activité manifestée dans celui-ci.

La troisième période de l'existence, nous montre l'organisme aussi complet que dans la précédente, mais l'activité vitale en décroissance. On prétend expliquer ce phénomène par la décadence même de l'organisme ; en voyant progressivement décroître celui-ci, et la vie s'abaisser dans une mesure parallèle, on pensait devoir admettre ici un rapport de causalité.

Mais il y a, à nos yeux, tout autant de motifs à considérer l'affaiblissement du principe de la vie comme point de départ de la décroissance de l'organisme et de la diminution de son activité, ainsi que nous l'avons admis pour les phases précédentes.

Nous savons en outre, par la rigoureuse observation des faits, qu'une des lois positives de la vie est la durée limitée de celle-ci dans l'organisme. Or, il n'est pas étonnant que, pendant toute la période de sa permanence elle ne se maintienne pas constamment dans une égale puissance ; et, si nous l'avons vue exhubérante et énergique au degré le plus élevé à son origine, plus mesurée et plus régulière dans l'organisme complet, et progressivement décroissante dans la dernière phase de sa durée, elle ne dépend pas dans ces diverses circonstances, des conditions diverses et relatives de l'organisme auquel elle est liée, mais de la nature même de son principe variable comme son activité.

§ III. — Cependant l'énergie vitale ne demeure pas constamment la même aux diverses phases où nous venons de la considérer; mais on rencontre, dans le cours de chacune d'elles, des degrés fort variables en durée et en puissance; et nous constatons les influences sous l'empire desquelles se produisent ces différences.

On désigne sous le nom *d'excitants* toutes les causes capables de développer, dans les corps organisés, un surcroît d'activité des actes de la vie.

Les agents de cet ordre sont nombreux et variés, leur action présente aussi de grandes différences; mais tous se réunissent dans un effet général produit sur les êtres vivants, la suractivité de la vie. Tous se rencontrent aussi dans les diverses conditions de milieu au sein desquels vivent les animaux.

Le plus remarquable est sans contredit *l'aliment*. Il n'agit pas seulement à la manière des simples excitants de la vie, il apporte encore à l'organisme les éléments de réparation de ses parties ; il est donc à la fois excitateur et conservateur de la vie ; tandis que les autres excitants ne font qu'activer davantage les actes fonctionnels divers.

La première et la plus importante fonction générale de la vie est constituée par la nutrition ; des deux mouvements dont elle se compose celui de désassimilation est plus spécialement le produit des agents excitants; l'autre, l'assimilation, s'exerce bien aussi sous la même influence, mais il est subordonné à la puissance de l'aliment, aux dépens duquel s'opère la réparation des pertes subies dans la désassimilation.

Quand l'être vivant reçoit, dans une mesure convenable, les éléments réparateurs, la vie se maintient dans une égale activité ; l'organisme compense ses pertes incessantes et se conserve en présentant les différences d'activité subordonnées aux phases diverses et variables de sa durée, telles que nous venons de les signaler.

Il n'en est plus de même quand l'aliment fait défaut, ou n'intervient que pour une part insuffisante.

Le mouvement nutritif ne cesse pas pour cela, il n'est que ralenti ; l'acte de décomposition marche toujours, mais celui de composition ne diminue que faute d'éléments sur lesquels il opère.

L'organisme alors cède quelques-unes de ses parties ; des aliments, en réserve au sein des tissus, sont abandonnés pour pourvoir à l'acte d'assimilation ; et, quand la ressource se trouve épuisée, cette partie de l'acte nutritif cesse entièrement et la fonction est bornée au mouvement seul de désassimilation. On voit alors l'activité de la vie décroître dans une proportion relative à la mesure de privation de son excitant naturel, et le défaut de celui-ci entraîner bientôt son extinction complète.

Les autres excitants de la vie développent, soit dans tout l'organisme, soit dans quelques parties seulement, un surcroît d'activité, mais dont le résultat est tout différent de ce que produit l'aliment. Il y a bien encore accroissement de l'énergie des actes vitaux proportionné à l'intensité et à la nature de l'excitant, mais le phénomène n'a lieu cette fois qu'au préjudice de l'être vivant ; nulle action conservatrice, nul travail réparateur ne se produit alors ; l'acte de décomposition organique s'exerce dans toute sa puissance ; l'organisme s'use en quelque sorte, et avec lui, la puissance vitale s'épuise par la dépense considérable d'activité qu'une inexorable excitation lui impose sans apporter avec elle les éléments d'une suffisante compensation.

Eh bien, dans ce travail incessant de la vie au sein d'une machine qui se conserve par une continuelle réparation, ou qui s'épuise faute d'aliments nouveaux, quel rôle attribuer à *l'excitant* en général et à *l'aliment ?*

Cette question touche aux points les plus délicats et les

plus sérieux des solutions données par les diverses doctrines à propos des phénomènes de la vie, et nous voulons appeler sur elle toute l'attention qu'elle mérite.

Les théories chimiques viennent ici revendiquer leur part dans l'explication à donner aux faits divers que nous venons de présenter ; elles trouvent dans l'action de l'aliment, jouant le rôle d'excitateur et de conservateur de la vie, quelque chose d'analogue au phénomène de la combinaison des corps, soit au moment du contact, soit sous l'empire d'une cause spéciale dans des conditions données : il y a ici, pour elles, formation d'un corps nouveau et manifestation d'une sorte d'activité, production de chaleur et parfois de lumière, d'électricité, etc. Dans le fait de la combustion, elles trouvent une condition quelque peu analogue à la vie conservée sous l'influence de l'aliment et donnant pour résultat des combinaisons nouvelles dans lesquelles se rencontrent les éléments, sous d'autres formes, des corps primitifs.

De même dans l'acte de la nutrition, on trouve, dans le double mouvement de combinaison et de décombinaison, que ces théories considèrent comme de simples actions chimiques, des phénomènes d'activité accompagnés de transformation des corps, de production de chaleur, etc. L'aliment, à ce point de vue, pourrait être regardé comme agent producteur de la vie dans sa combinaison incessante avec les éléments de l'organisme; et l'excitant en général posséderait le même pouvoir en provoquant ou activant la combinaison des éléments déjà existants.

La vie, dès lors, serait le résultat de ces combinaisons elles-mêmes ; comme les phénomènes d'activité et de chaleur, dans la combustion des corps, sont le résultat des décompositions produites et des combinaisons nouvelles; comme dans toutes les réactions chimiques les mouvements internes sont le produit du contact des corps capables de se combiner.

Mais, nous le demandons, comment se peut-il qu'on aperçoive, en rapprochant ces faits, autre chose qu'une simple et grossière apparence sans nulle possibilité d'analogie? Nous voyons bien, dans l'organisme vivant, des phénomènes de combinaison chimique, ceux, par exemple, qui s'accomplissent dans le travail de la digestion; mais peut-on considérer la vie comme le résultat de ces phénomènes? Le double mouvement de la nutrition ne présente rien de pareil : mettez en rapport, tant que vous voudrez, dans un corps organisé les éléments de cette grande fonction, vous ne verrez jamais s'accomplir la moindre trace de nutrition, si la vie n'y existe préalablement; et le développement de la chaleur, sous l'empire des actes organiques, n'a jamais lieu que là où la vie domine et commande tous ces actes.

Nous constatons, il est vrai, que la vie, sous l'influence de l'excitant, manifeste un surcroît d'énergie; mais on doit remarquer que ni l'excitant ni l'aliment ne peuvent la produire, il faut qu'elle existe préalablement; et la mesure d'action, qu'ils sont capables d'exercer est toujours subordonnée à l'intensité préalable de la vie elle-même.

L'assimilation que l'on a fait, il y a quelque temps, des actes de la vie au phénomène de la combustion a porté naturellement à comparer le mode d'activité, et de destruction si l'on veut, des corps vivants à l'action produite sur les corps par la cause même de la chaleur. Mais la combustion détruit la forme des corps et donne lieu à de nouvelles combinaisons entre leurs éléments. Les corps vivants se consument anssi, dit-on, mais en conservant leurs formes; et le travail intime dont ils sont le siége s'accompagne de production de chaleur.

Dans le fait de la combustion des corps, c'est la seule production de chaleur que l'on veut assimiler à la vie.

Mais cette chaleur, qui naît quelquefois spontanément de la combinaison même des corps au contact, a besoin bien souvent d'être communiquée; elle se manifeste alors sous forme d'une activité entretenue par les combinaisons nouvelles opérées, sous son influence, entre les éléments des corps en combustion.

Ce qu'on assimile donc ici au principe de la vie, ce n'est qu'une des formes de la chaleur; c'est le feu.

Mais qu'est-ce que le feu? C'est un phénomène qui révèle une force; de même que les combinaisons chimiques traduisent la manifestation d'une force sous l'empire de laquelle elles s'accomplissent.

Le principe de la vie est aussi une force, et il produit au sein des corps organisés, qui sont en sa puissance, les phénomènes qui lui sont propres. Mais il y a loin de la reconnaissance de ces forces diverses à leur complète assimilation.

Malgré les tendances modernes de la science à reconnaître l'identité des forces dans la nature, on ne parviendra jamais, ce nous semble, à rattacher à une cause unique des phénomènes aussi dissemblables.

L'idée de forces, il est vrai, peut s'appliquer à la manifestation des divers ordres de faits que nous venons de poser; mais, dans tous les cas, l'essence de la force nous demeurant complètement inconnue, nous ne pouvons la considérer que comme une cause de phénomènes. Les causes ne s'apprécient que par les résultats; et quand ceux-ci présentent à l'observation des *différences essentielles*, il faut bien les rattacher à des causes productrices *essentiellement* diverses.

Pour revenir donc au point de départ de notre examen actuel, nous devons reconnaître, dans l'action des excitants en général, une cause de suractivité de la vie, mais dont le résultat est subordonné aux conditions dans lesquelles se manifeste la vie elle-même. Pas plus que l'excitant, l'aliment ne produit la vie; mais il fournit les éléments de réparation pour les pertes incessantes que subit l'organisme sous l'empire de la vie

Il y a lieu de remarquer encore que les agents excitateurs de la vie en général, n'agissent pas sur l'organisme à titre d'éléments matériels; mais que leur action s'exerce comme *force*. Il est vrai que l'aliment, comme agent matériel, apporte à l'organisme ses éléments réparateurs; mais il a, en outre, sur la vie une action excitatrice qui doit être envisagée comme immatérielle.

Les autres excitants n'ont que cette dernière influence; et bien que l'excitation ait, d'ordinaire pour instrument, un corps matériel, celui-ci n'agit pas comme élément de cette nature, mais comme force ; et ce qui démontre péremptoirement qu'il en est ainsi, c'est que l'excitation de la vie émane quelquefois d'une cause immatérielle, et produit alors des effets tout aussi prononcés que lorsqu'elle a pour support un élément matériel.

XX.

De la cessation de la vie. — Examen des diverses opinions émises pour expliquer la mort.

---

§ I.—Après l'examen que nous venons de faire de la vie dans ses diverses phases d'activité, l'avoir constatée progressivement décroissante dans la dernière de celles-ci, et avoir reconnu, comme une loi de la nature, sa durée limitée dans les corps organisés, nous devons, comme complément rigoureux de notre étude, considérer les phénomènes de la cessation de la vie, et voir si nous pourrons, dans l'appréciation de ceux-ci, trouver de nouveaux éléments de conviction en faveur de la doctrine que nous avons soutenue. C'est donc l'étude de la *mort* qui doit nous occuper en ce moment. Ce n'est encore qu'à un point de vue général que nous devons envisager cette question qui, dans un cours de Physiologie, doit être l'objet de développements et de détails que nous pouvons nous dispenser d'exposer ici.

Si, comme nous l'avons dit plus haut, nous avons dû reconnaître, comme une loi de la nature essentielle de la vie individualisée dans l'organisme, la durée limitée de celle-ci dans cette condition, nous devons considérer la mort comme la cessation des phénomènes de la vie dans l'organisme. Ce mode d'appréciation ne préjuge en rien l'opinion qui peut ressortir pour chacun de l'interprétation des phénomènes ; il n'implique que la constatation pure et simple du fait

Nous avons vu que la vie, à l'origine, s'est individualisée dans un organisme ; qu'elle a formé celui-ci et qu'elle le conserve par le renouvellement continuel de toutes ses parties ; que son activité, d'abord exhubérante pour le développement organique, puis demeurée quelque temps stationnaire, se montrait décroissante dans la dernière période de son évolution, pour cesser ensuite de se manifester dans ses conditions primordiales.

Nous avons dit que l'activité variable de la vie, bien que se rencontrant dans un rapport rigoureux avec les modifications profondes advenues dans l'organisme, ne pouvait être rattachée à ces modifications elles-mêmes, mais se trouvait subordonnée au principe même de la vie, tenant de son essence cette décroissance progressive.

§ II. — L'interprétation donnée aux phénomènes de la *mort* est toujours subordonnée à l'idée que l'on s'est formée de la vie.

Il y a, comme nous l'avons dit, deux manières principales d'envisager la vie. Dans la première, on la considère comme la conséquence de la structure des diverses parties de l'organisme, comme le résultat de l'arrangement moléculaire dans les organes par l'intermédiaire desquels elle traduit ses phénomènes ; elle est enfin le produit de l'organisation.

Dans la deuxième, on la regarde comme dépendante d'une cause qui n'est pas l'organisation, mais qui s'y trouve associée pour produire, les divers phénomènes qui révèlent sa présence ; elle a sa source dans un principe immatériel, dont l'essence échappe à nos investigations, mais dont nous devons logiquement admettre l'existence pour rendre raison des faits.

Dans la première hypothèse; la mort est toujours le produit de quelque lésion grave de l'organisme capable de mettre obstacle à l'exercice des fonctions importantes, ou de quelque dérangement dans le jeu des machines dont le mouvement constitue sa vie. La mort arrive donc nécessairement toutes les fois qu'un des grands rouages se trouve ou entravé ou brisé ; la mort naturelle serait le résultat de ces nombreuses lésions de tissus ou d'organes qu'amènent d'ordinaire les progrès de l'âge.

Mais ces diverses altérations de tissus sont loin de se rencontrer toujours ; et Ritter a très justement fait remarquer que, si on les observe souvent dans un âge avancé, ils n'en sont cependant ni l'apanage exclusif, ni la condition essentielle. De même que, dans la plupart des cas de mort par maladie, on ne trouve aucune condition matérielle qui ait rendu la circulation, la respiration et l'innervation impossibles ; de même aussi on a vu chez des vieillards, dont la vie s'était prolongée jusqu'à un âge très avancé, une absence complète des altérations considérées comme le résultat ordinaire des progrès de l'âge, et une parfaite intégrité des organes et des tissus. On a dit, il est vrai, qu'alors ces vieillards n'avaient pas atteint le terme naturel de leur existence, et qu'ils auraient pu prolonger celle-ci quelque temps encore, si une maladie ou lésion organique accidentelle n'y avait mis fin.

Mais c'est là une assertion dont on ne pourrait fournir la preuve ; d'ailleurs l'expérience démontre que ces altérations de tissus, rattachés à la vieillesse, sont le résultat d'une condition de la vie locale, et qu'ils se rencontrent souvent à un âge bien éloigné parfois du terme de la vie humaine, sans pour cela entraîner la mort. Ajoutons enfin, qu'il nous a été démontré par l'étude de l'évolution animale que ce n'est pas l'organisation qui est le fait primordial duquel naît la vie, mais que celle-ci est au contraire, le principe agissant qui crée l'organisme.

Dans la deuxième interprétation, si la vie dépend de l'union avec l'organisation d'un principe immatériel qui, après l'avoir formée, la domine et est cause de l'activité qui s'y manifeste, la mort ne pourra s'expliquer que par la cessation de cette union.

Pas plus que les partisans de la première hypothèse les tenants de cette opinion ne prétendent connaître et expliquer l'essence du principe de la vie; mais ils croyent rigoureusement rationnelle l'admission de ce principe. Ils reconnaissent avec les premiers la nécessité, pour le maintien de la vie, de l'intégrité des organes chargés de traduire son activité, et l'impossibilité de sa conservation quand l'organisme est le siége de profondes et graves lésions; de même que, dans nos appareils mécaniques, l'intégrité des diverses parties et leurs rapports réciproques sont nécessaires pour qu'ils manifestent, sous l'empire de la force dominante, le mouvement et l'activité. Nous nous sommes suffisamment étendus ailleurs sur ce point pour n'avoir pas à y revenir. La mort peut donc être le résultat des altérations de l'organisme.

Mais nous voyons aussi la vie cesser alors que l'organisme ne présente aucune lésion. Nous savons que l'hypothèse matérialiste ne se déclare pas vaincue devant ces faits, et qu'elle admet dans ces cas l'existence de lésions inappréciables à nos sens, mais capables, par leur gravité, d'empêcher le jeu des parties et l'exercice des fonctions; quant à la démonstration expérimentale du fait, elle déclare son impuissance.

Il faut reconnaître que de nos jours, malgré l'accroissement considérable de nos ressources d'investigation pour la constatation des modifications de l'organisme, le nombre des faits dans lesquels la mort advient en l'absence de lésions sensibles, loin de diminuer de fréquence, semble au contraire, aller se multipliant. Parmi les cas de mort par intoxications diverses, il en est un certain nombre dans lesquels nulle altération appréciable ne se rencontre; la plupart de ceux qui arrivent à la suite de l'emploi des agents anèsthésiques, ceux qui sont la conséquence de l'action de la foudre, ne laissent d'ordinaire dans l'organisme aucune lésion sensible ou seulement des lésions bien insuffisantes pour justifier la mort.

Aussi malgré l'obstination du matérialisme à se réfugier dans les découvertes de l'avenir, pour la solution de ces cas réservés, remarque-t-on de nos jours un retour bien manifeste vers d'autres idées, et n'hésite-t-on pas à avouer que la mort reconnaît toujours pour cause la rupture des rapports qui unissent l'âme au corps ; le défaut de concours du principe de la vie et de l'organisme. On ne donne plus d'autre explication aujourd'hui pour rendre raison des cas de mort rapide par le chloroforme, l'éther, etc.

« Deux ordres de lésions peuvent opérer cette rupture, ce défaut de concours : 1° des lésions dynamiques, qui frappent directement le principe immatériel ; 2° des lésions organiques, qui frappent directement le principe matériel. Ces deux ordres de lésions se combinent le plus souvent; et la gravité du résultat vient de cette union. Une lésion dynamique peut donner lieu à une lésion organique et réciproquement ; il est souvent difficile de reconnaître celle qui a précédé l'autre. Les lésions organiques qui compromettent gravement l'intégrité des fonctions circulatoires, respiratoires et nerveuses sont à peu près les seules capables de déterminer la mort subite » (*Revue méd. 1858. t. 1. p. 533*).

« La mort, dit Burdach, est la cessation de l'unité qui, pendant la vie, réunit ensemble les diverses activités et les différentes parties de l'organisme. » On sait que par activité, Burdach entend la force ou puissance qui domine et met en jeu l'organisation.

On le voit donc, c'est cette dernière solution qui semble aujourd'hui plus particulièrement admise dans la science et nous la considérons comme la plus fondée. Quels que soient les degrés de l'organisation dans lesquels nous considérions les phénomènes de la mort, nous en trouvons toujours l'explication plus facile et plus rationnelle par l'admission d'un principe immatériel cause nécessaire de la vie.

Tous, nous reconnaissons la durée limitée de la vie variable selon les espèces; et cependant nous ne trouvons pas à cette limite, au moment de la mort naturelle chez les animaux, de raison suffisante dans les conditions de l'organisme, Nulle altération en effet capable d'entraver le jeu des fonctions importantes ne se constate ; et si quelques lésions se rencontrent parfois dans les tissus, elles n'étaient pas de nature à entrainer la cessation de la vie, puisque leur existence, datant d'une époque antérieure n'avait pas jusques là entravé le jeu des fonctions.

On sait aussi que la limite de durée de la vie, dans les individus de même espèce, n'est pas rigoureusement invariable et peut offrir, dans une certaine mesure, des oscillations relativement considérables.

Ainsi chez certains insectes, après qu'ils ont atteint le complément de leur métamorphose, la durée de la vie peut être subordonnée à la privation ou à l'exercice de l'acte de la reproduction; la mort succède rapidement à l'accomplissement de cette fonction ; tandis que, dans son abstention, la vie se prolonge davantage et dans une limite assez notable eu égard à la durée de la vie moyenne de ces êtres.

Eh bien, dans ce cas qu'elle lésion organique entraine la mort, une fois l'acte génital accompli ? nos investigations expérimentales ne peuvent s'étendre jusque là. Cependant, pour la doctrine que nous combattons, il faut qu'il y ait alors une lésion matérielle capable de mettre obstacle à l'exercice des fonctions importantes de la vie.

Mais si nous admettons l'épuisement dans l'organisme du principe de la vie, nous n'aurons pas besoin, pour expliquer la cessation de celle-ci, d'invoquer l'existence d'une lésion matérielle.

Si la mort naturelle est le résultat de la séparation du principe vital d'avec l'organisme ; la durée limitée de la vie, dans les espèces, doit avoir aussi sa cause. Celle-ci ne résidant pas dans une lésion de l'organisme, on pourrait supposer l'épuisement ou l'extinction du principe lui-même A cet égard, nulle donnée expérimentale ne peut répondre, et nous verrons tout-à l'heure que les déductions logiques sont loin d'appuyer une telle hypothèse. Nous serions disposés à admettre ici l'opinion émise par Burdach, en laissant de côté toutefois les solutions Panthéistes qu'il donne à propos de l'essence du principe de la vie.

« La vie de chaque espèce ou individualisée, a pour fondement une idée déterminée. Réaliser cette idée, tel est le programme de la vie. Dès que l'être individuel a réalisé complétement l'idée de son espèce, son but est atteint, il ne lui reste plus rien à faire La mort, de cette manière, est devenue nécessaire à une certaine époque, et doit être accomplie par des circonstances déterminées de la vie. Or, cette cause immédiate et prochaine de la mort est l'épuisement de la faculté de se rajeunir par le retour à un état de vie antérieur. » (*Burdach*).

La vie, en effet, ne se conserve que par le renouvellement incessant de toutes les parties. Depuis le premier instant de son apparition, le travail d'assimilation vient, sans interruption, reproduire dans l'organisme toutes les parties que tend à détruire le travail opposé de désassimilation. Nous avons vu que l'activité de la vie apparaissait partout en rapport avec ce travail intime au sein de tous les tissus et que, dans la dernière phase de l'existence, la réparation, après avoir manifesté une décroissance progressive, finit par laisser s'accomplir seul le mouvement de désassimilation, et il arrive enfin une époque où le rétablissement des organes devient impossible. « Cette impossibilité de restauration est donc la cause prochaine et immédiate de la mort nécessaire, et ce n'est pas tant la diminution de la force que celle de la restauration qui amène cette mort. (*Burdach, t. V, p. 335*).

Nous n'avons pas épuisé toutes les questions qui pourraient se présenter encore à propos de la mort; mais nous n'avons voulu exposer que des considérations générales sur ce sujet, réservant au cours de physiologie l'examen detaillé des phénomènes qui s'y rattachent.

On remarquera que nous nous sommes appliqués à ne baser nos appréciations, dans l'étude que nous venons de faire, que sur les données de l'observation et sur les déductions rationnelles les plus rigoureuses, ne voulant pas franchir les limites dans lesquelles les sciences naturelles doivent se circonscrire Mais nous n'avons pas cru non plus devoir, comme nous y conviaient les tendances modernes, nous arrêter en face de faits irréductibles par l'observation directe, et ne tenir compte que des éléments matériels.

Au lieu de reconnaître l'impossibilité de rien constater au delà, nous avons admis l'existence de *causes immatérielles* que nos adversaires ne veulent ni voir ni rechercher. Comme eux, nous avouons notre ignorance sur la nature essentielle de ces causes ; mais nous affirmons qu'elles doivent nécessairement intervenir pour expliquer les faits que l'intelligence constate.

On a beau dire que nous ne voyons pas ces forces, que nous ne pouvons ni les isoler, ni les reconnaître isolées ; nous répondons que nous en constatons du moins les effets et que notre impuissance à les isoler ne suffit pas à prouver leur inexistence.

Nos adversaires admettent les phénomènes sans leur reconnaître de causes ; nous constatons les mêmes phénomènes, mais, plus rigoureux et plus exacts, nous les rattachons à une cause qui nous demeure inconnue, quant à son essence, mais sans laquelle ils restent inexpliqués.

Qu'importent maintenant les questions nouvelles sur

la destinée de ces forces après la cessation de leurs manifestations dans l'organisme. En face de l'hypothèse de leur anéantissement ou de celle de leur réunion à la cause unique et primordiale de l'Univers, nous pourrons tout aussi bien poser celle de leur permanence isolée et individuelle

Si on admet que dans l'univers, rien de ce qui existe ne se détruit ni ne se perd ; si les éléments matériels, revêtus temporairement de formes, subsistent indestructibles et ne font que se transformer, nous demanderons la même faveur pour les forces ou puissances individualisées dans les êtres vivants, et nous nous croirons tout autant, sinon plus, justifiés d'admettre leur perpétuité individuelle; c'est tout ce que nous voulons, au nom de la logique et de la raison, réclamer en ce moment.

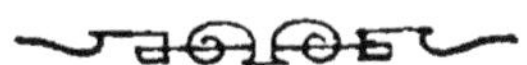

TABLE

Lille. — Imprimerie Lefebvre-Ducrocq, rue Esquermoise, 57.

BIBLIOTHEQUE NATIONALE DE FRANCE
3 7531 03287607 1